書

大井 玄
OHI Gen

「痴呆老人」は何を見ているか

248

新潮社

「痴呆老人」は何を見ているか◆目次

はじめに

世界とつながって生きるのは大変な作業である、と思うようになりました。

わたしは人生の終末を歩む人たちを診ているのですが、そのなかには認知能力の衰えた方がたくさんおられます。いやわたし自身、認知能力の中核である記憶力が衰えつつあるのを痛感します。

言うまでもなく、私が周りの世界につながっているためには、見たもの、聞いたこと、喋ったことを記憶しており、ここが何処で、いまは何時なのかなど見当がついていなければなりません。このつながりの喪失が、認知症の人に「不安」という根源的情動を抱かせることになります。怒りや妄想などは、存在を脅かすその不安が形を変えたもののように見えます。とは言うものの認知症の人たちは、私たちが「世界」と信じている世界と厳密につながらなくとも、それぞれの世界を記憶に基づき創りあげ、そこに意味と調和を見出している場合も多いのです。

それどころか、認知能力に衰えがないとうぬぼれている私たちの場合も、自分たちがつながっていると信ずる世界は、各人に異なる意味・様相を見せています。それはたとえば子どもに「花」の絵を描いてもらうと、百人が百人それぞれ別の絵を描くことからも窺《うかが》えます。

世界が同じはずなのに私がつながる世界が違うとすれば、この私とは何なのか、という疑問が湧きます。たとえば、若く健康で能力に自信があったときの「私」は、健康や異性や未来の可能性などにつながりの価値があると信じました。しかしいまや進行がんに侵された別の『私』は家族や友人などを通じて世界とのつながりを見出しています。しかも不思議なことに、『私』が感ずる「生命・生存・生活の質（QOL）」は健康な人と同じように高いのです。現実には不治の病気があるのに、私たちは「健康」だと思うことさえ可能だし、そのようにして世界とつながりを維持することができるのです。

世界と強固なつながりを築くには、物事を記憶する力が無ければなりません。人生のゴール近くでその力を失う人が増えるのは、誕生・成長・老化・死というすべての生物の辿る道筋ですから当然とも言えるでしょう。しかし今の日本では、記憶力は良くとも世界とつながることに失敗している若者が「ひきこもり」として増えているように見えます。わたしは、その原因は日本人が代々受け継いできた「つながりの生存戦略」を放棄したことに関係していると思います。なぜなら、現在子どもたちは競争の場に置かれ、自立した人間になれと言われますが、そこには、一見するよりもはるかに深刻な心理的ダイナミズムが働いているからです。それは、私（自己）が他者とつながって存在するのか、それともアトムのようにバラバラな存在としてあるのか、という深層心理での認識の修正を迫られることなのです。自分では意識できないその混乱の中で、子どもは行き場を見失い、世界とのつながりをも失うように見えます。

本書は、岡野守也氏の主宰する教育心理研究所の機関誌『サングラハ』に連載してきた「痴呆老人と共にいて」を手直しし、纏《まと》めたものです。もともとは、以前に出た『痴呆の哲学』（弘文堂）をぐっと平易にして書いてもらいたいという岡野氏の注文でした。したがっていくつかの事項は重なるところもありますが、先著とは違う視点をも取り入れています。

また連載は「痴呆症」が「認知症」に変えられる前から続いていたこと、「認知症」が用語としてきわめて不完全であること（第二章参照）から、必要な場合には「痴呆」を残しました。その最大の理由は、われわれは皆、程度の異なる「痴呆」であるからです。

第一章　わたしと認知症

なぜ怖がられるのか

歳のせいか、もの忘れが多くなったと思っていたら、あるはずのものが見えず、ないはずのものがひょっこり現れるようになる。こうなると心が騒ぎはじめます。さらに、やったはずのことをやっていないと言われ、その逆を言われたりすると、生活を支えていた自信が揺らぎ、「ぼけ」とか「認知症」という言葉が気になってきます。

ある有名な精神科医は、認知症の一つであるアルツハイマー病について、次のように述べています。

アルツハイマー病は治療が困難な病気だ。はじめはもの忘れがひどく、次に場所がわからなくなり判断ミスが起こる。最後は家族の顔も認識できず、もっとひどくなると植物人間のような状態になる（『日本尊厳死協会会報』一九九五年十二月号）。

この類の情報は、認知能力の衰えた老人に接したことのない人にも、認知症は怖い「病気」だという思いを植えつけます。一九九五年、日本尊厳死協会は会員三五〇〇人へのアンケート調査を実施しました。それは「老年期痴呆になったら尊厳死の宣言書（リビング・ウイル）に延命措置を断る旨を明記すべきかどうか」について会員の意向をたずねたもので、「尊厳死」宣言とは、いわば「惨めな状態」で生命をながらえることを拒否する意思表示です。

かつて武士の切腹の際には、腹に短刀を突き立てて抉るという苦痛の時間を縮めるために介錯人が首を刎ねました。そこまで積極的に生命を縮めなくとも、惨めな状態で生きながらえる延命医療はしないでもらいたい――会員の意向はそこらへんにあります。

嚥下《えんげ》困難で口から食べ物が入らなくなっても、鼻から胃に流動食を入れる管を通したり、中心静脈に栄養分を直接補給したり、はては上腹部に穴をあけ胃に直接液状食を入れられたりするのが現状ですから、会員の気持は充分理解できます。

アンケートの回答者は約二三〇〇人（発送数の六五％）でしたが、「宣言書に老年痴呆を明記すべき」と答えた人は八五％に達しました。そのうち「（老年痴呆が）どの程度であっても延命措置を断る」とした人が五七％。延命を拒否する理由は、圧倒的に「家族や周囲の人に迷惑をかけたくない」というもので、介護経験のある方が多くいました。

このアンケート結果は、以下の三点で印象的です。

第一に、認知症が延命努力に値しない「惨めな状態」だという理由が、圧倒的に「迷惑をかけるから」であること。英米、特にアメリカの文献では、認知症が怖れられるのは、もっぱら「自分の独立性（independence）、自律性（autonomy）を失うから」です（以上の二語は、心理的に通常切り離しがたい働きであるので、今後、「自立性」という言葉にまとめます）。「自立性を失う」という表現はあくまで「自己」に関心が向けられ、「迷惑をかける」では、周囲との人間関係に視線が向いている。この心理的差異は、それぞれの文化で了解されている自己観（人間観）に通ずるものですので、後で詳しく説明します。

第二に、調査からは認知症という状態について、多分にせっかちな理解が読み取れます。それは「認知症は確実に病気であり、明確に診断可能である」という思い込みです。病気かどうかの議論は後にするとして、一体、認知症は確実に診断できるものなのでしようか。

デービッド・シェンクによれば、アメリカの医師たちは七〇年代半ば、アルツハイマー病を「病気」として意識し始め、大衆はこれに敏感に反応し、そのためアルツハイマー病の症例は、五〇万から現在の五〇〇万へと爆発的に増加（六五歳の一%、八五歳以上の約半数が「認知症」であるというのです＝註①）。アメリカの精神科教科書には六五歳以上の五%に「重い」認知症、一五%に「軽い」認知症があると記載されており（註②）、近年診断される多くが、アルツハイマー病のごく初期だといわれます。

しかし、慢性疾患とされるアルツハイマー病が爆発的に増加するのは変な話です。社会情勢に大きな変動がないのに、わずか二、三〇年で「病気」が十倍に増加するのは、人から人へうつるエイズのような感染症しかありません。

昔から「老人ぼけ」のような、アルツハイマー病に相当する状態は存在していました。アルツハイマー病は、一世紀ほど前にすでに診断されていた「病気」ですが、それがあらためて関心をもたれ、心配され始めたため一気に「増えて」しまったのです。アルツハイマー病という病気が、実体として独立して存在することはない。むしろ「関心」と「心配」の根底にある恐怖が、古来同じ装いのままである対象に「病気」という異称をつけたように見えます。

多分に「オタク」的性向を持つ医学研究者たちは、一旦「異常」や「病気」が生ずると、その始まりはどこか、正常と異常の境界を見つけることに大変な熱意を傾けます。「軽度認知障害 mild cognitive impairment：ＭＣＩ」という認知症の初期状態があるといわれ、ＭＣＩと判定されれば、時間の経過と共に高率でアルツハイマー病に移行すると考えられるため、研究努力が向けられている。しかしＭＣＩは、正常な老化に伴う認知能力低下と区別がしにくく、医師の主観や恣意が入ってきます（註③）。多くのアメリカ人が、正常とも異常とも定かでないこの領域で悩んでいるようです。

つまり明確な診断ができないのに、認知症なら「どの程度であっても延命措置を断る」と尊厳死宣言に明記するのは、せっかちな理解によるものといわざるを得ないのです。「どの程度であっても」という条件では、軽度の認知力低下があっても充分生活を楽しんでいる人が、延命治療の対象とされなくなってしまう。「八五歳以上の半分は認知症」とされる国では、深沢七郎の『楢山節考《ならやまぶしこう》』に描かれた「姥《うば》捨《す》て山」の様相に似てきます。

アンケート結果には、深層意識での強い恐怖の存在がうかがえます。それは自然な老化のプロセスをも「認知症」とくくる衝動に変化しかねない。もちろん老人であっても何がどこにあるか、また何のためにあるかわきまえている方が生活上は便利ですし、記憶を中心とする認知能力の衰えは不安を生じやすくします。しかし生活のテンポがゆったりした伝統的な文化が生きているベトナムやタイなどの地域では、この強い恐怖は認められないようです。

では恐怖は何によって強まるのか、わたしの体験をまじえて探ってみます。

ぼけと「痴呆」

一九七九年の早春、わたしは初めて「ぼけ老人・寝たきり老人」と呼ばれる人たちを診ることになりました。高齢化に伴う諸問題が、社会の関心を集めはじめたころです。

わたしは東大医学部の衛生学教室に移ったばかりで、医学部卒業後一六年間に七回も勤め先と職を換えながら、社会の階段を登ろうとあくせくしていました。しかもそのうち半分はアメリカで内科の臨床を中心とした生活で、自分の青春は彼《か》の地にあったと思うぐらい同化していた。アメリカという競争社会で培った、時として対立を厭《いと》わない自尊的態度のために、思いがけない形でシッペ返しをくうことになりますが、そのことは後でふれます。

認知症の人との付き合いは、長野県佐久《さく》市で「ぼけ老人・寝たきり老人」を診る事業に参加することから始まりました。大学に移ったため、それまで東京都でやっていた環境汚染についての研究資金や設備、人手がなくなり、新しい研究課題が必要でした。急速に高齢化しつつある社会が直面する問題は、衛生学（生命を衛《まも》る学問で、生命とは個人と社会のそれという気負いがこめられているようです）という、医学と社会科学の両域にまたがる学問をめざす者にとって、格好の課題に見えたのです。

ここで当時ふつうに使われていた「ぼけ老人」と「痴呆老人」という、同義とも受け取れる用語の違いを説明しておきます。「ぼけ老人」は、言動が周囲の期待に添わなくなったときに使われますが、本人は認知能力が低下していないことがままあります。

東京都杉並区の開業医の方々に頼んで「ぼけ老人」と「正常老人」を選んでもらい、知力の低下度を調べたことがありますが、その結果、「ぼけ老人」の約二〇％は正常か軽度の知力低下があるだけで、大部分の方は「うつ状態」と思われました。逆に「正常老人」の一〇％近くで、中程度から重度の知力低下が見られたのです。

つまり「ぼけ老人」は老人自身の問題というより、周囲との関係による場合が多いようです。意地悪な人間関係の下では「ぼけ老人」は早々に発生するが、温かく寛容な人間関係では、知力が相当低下しても「ぼけ」とは認知されにくくなる。他方、「痴呆」は、曲がりなりにも脳のCT所見や知力検査の結果、診断された医学用語でした（本文では原則として「認知症」を使用しますが、歴史的文脈で用いる場合や形容詞的に用いられる際は「痴呆」を残しました）。

佐久平での宅診

佐久平は浅間山のふもとの盆地で、千曲川の両側に稲田が開けています。標高約六〇〇メートル。寒冷で、冬期は零下二〇度前後まで気温が下がる日もあり、かつて脳卒中（脳出血や脳梗塞）になる割合は全国でトップに近いほど高く、寝たきりや認知症になる例も多かったのです。認知症とは、脳組織の変性や血管障害による損傷のため、脳の機能が衰えて生活に支障をきたした状態です。今でこそアルツハイマー病などの脳組織変性が主ですが、当時の佐久では脳血管性痴呆が多く見られました。

脳血管障害の主因はいうまでもなく高血圧で、食塩の取りすぎが原因です。佐久市立浅間総合病院長（当時）の吉沢国雄先生は、塩分摂取制限、冬期の室内温度を高く保つ、食事に動物性蛋白を増やす、という三つの生活改善目標を掲げて脳卒中予防に尽力されていました。現在佐久市の男性は日本一（つまり世界一）長命で、その第一の功績は吉沢先生に帰せられます。「ぼけ老人・寝たきり老人」の宅診は、吉沢先生が脳卒中後の回復が遅れている人のために構想されたケア事業で、わたしはそれに便乗できたのです。

佐久市には、平地から山間にいたる様々な地区があり、宅診は、ある時はどぶ板を踏んで田圃《たんぼ》に面した家を、ある時は渓流のすぐ傍《そば》の崩れそうな一軒家を訪れるもので、四季の自然に恵まれていました。

宅診対象として「ぼけ老人」があがってくる段階では、多くの場合、家族関係がすでに緊張しており、それは嫁・姑間の対立に発するものがほとんどでした。よく知られているように、姑はもの忘れがひどくなると「嫁が自分の財布を盗った」と騒ぎたてます。嫁は姑が意地悪をしていると解釈して夫に訴え、息子は両者の間に立って、やがて自分の母の挙動が変だと妻の側につく。そのうち孫も祖母から離れていく。わたしが宅診に訪れるころには、老女は悄然として離れにひとり坐っているのでした。

もちろん治療法などありません。わたし自身が認知症について無知なのに、事業に加わったのです。ひたすら家族の愚痴を傾聴し、老人が嫌がらない程度にできるだけ丁寧に診察するしか手がありません。ある時、着物姿の認知症の老女がぽつねんと薄暗い小部屋に坐っている姿があまりに哀れで、思わず彼女の横に坐り肩を抱きました。すると、彼女の目から、大粒の泪がとめどもなく溢れ出てきます。孤独を言葉で慰めるのが不可能なことは、部外者のわたしでさえ理解できました。彼女のような反応を示す認知能力の衰えた女性にその後何人も出会い、こじれた人間関係の最果てを見る想いがつのりました。

脳血管障害で半身不随となり、しかも言語機能もおかされた場合、突然の身体能力喪失であるだけに、本人にとっての苛立たしさや不安は強烈です。それは知力低下の有無に関係はありません。何枚もの煤《すす》けた感謝状、昭和天皇が乗馬されている写真などが飾られた暗い部屋で、尿と汗の混じった臭いを嗅ぎながら、肋骨の出た胸を聴打診する。皺だらけの腹部をさわり、硬く曲がった膝や足首を動かそうとしたり、腱反射を調べたりするのです。それが彼らの何の役に立っているのか、と思いながら……。

急性抑うつ反応

数回この宅診を繰り返したあと、わたしは自分が急性の抑うつ反応を起こしているのに気づきました。帰途、信越線小諸駅で電車に乗ると、半身不随の寝間着姿の老爺《ろうや》や、しょんぼり坐っている認知症の婆さまなど、その日の情景が執拗に脳裏に浮かぶのです。有効な治療法がなく、著効を示す薬も、魔法のように鮮やかに患部を取り除く外科手術もない。いくら丁寧に話を聞いたところで、医療が現代ほど有効ではなかった古い昔、薬湯を与えるだけだった医師と大差ありません。

それのどこが悪いのか、人の生死は寿命によって定まっている、昔の医師は誇りをもってその職務を果たしていた――そう言い訳を繰り返すものの一向に気持は晴れず、ビールやウイスキーで頭を朦朧とさせ、果ては眠り込むより打つ手がありませんでした。研究テーマを見つけるばかりでなく、結構なアルバイト料をもらっているにもかかわらず、佐久への道行きは、わたしにとって次第に耐えがたいものになっていました。

しかし不思議なのは、この宅診事業には何人かの同僚も加わっていたのに、急性のうつ反応を経験したのはわたし一人だったことです。他の医師には起こらない現象ですから、原因はわたし自身にあるはずです。今にして思うと、それは老いという衰えの過程を直視することによって生ずる、抑えようのない恐怖でした。

老いていけば、知力も身体能力も衰えます。佐久で宅診したお年寄りから窺われることは、心を許していない他者にまで依存し、その意向に従わねばならぬことでした。わたしにとってそれは自分の自立性を喪うことを意味しました。と同時に、人格、つまり「自己」とか「私」と見なしている意識のまとまりが崩壊し、非合理的なわけの分からない世界へ迷い込んでしまうのだと思ったのです。

自立・自尊は強い意志と努力によって達成され、それには能力が伴わなければならない。当時のわたしは、医学というアカデミズムの世界でわが道を切りひらき、社会の階段を登る能力があり、資格があるとうぬぼれていました。しかし客観的には大学受験でも医学部進学でも散々浪人し、能力という点では内心忸怩《じくじ》たるものがあったはずです。だからこそ「能力」の喪失に、人一倍敏感であったのかもしれません。

そして他の医師たちとの最大の相違点は、わたしがほぼ八年間アメリカで生活したことでした。見かけ上は完全に同化し、その価値観を共有し、その社会での「生存戦略」を身につけていた。つまり深層意識という根深いところで、アメリカという競争社会での人間観、世界観を学習していたことになります。

競争の中に身を置くと、自分が相手より大きな存在であると思い込むために、常に自我を拡張していなくてはなりません。勝つためには相手に情をかけることは許されず、学会討論では対立相手をとことんやりこめる。少しでも相手に回復の余地を与えるところが危なくなるからで、心理的には自己と他者とのきずなをスッパリ断ち切る作業が必要です。勝者がすべてを取ることにより決着がつくという、限りなくエゴイスティックな行為に見えますが、アメリカではそれを当然とする倫理意識があるのです。闘う者の自我を中心として表現すれば、自己に絶対の誇りを持ち、際限なく愛し、徹底的に自己に執着することでしょう。自己は執着すればするほど、確固とした実体的存在であるように感ぜられます。

ところが、寒くて薄暗い部屋で汚れた布団に寝ている半身不随の老人は、わたしのエゴイスティックで誇り高い自負心を一挙に萎縮させる展望であり、アメリカという競争社会で植えつけられた能力主義的価値意識を根底からゆさぶるものでした。

「申し訳なさ」と癒し

恐怖に加え、どこかヒリヒリするような「申し訳なさ」も感じていました。それは、わたしがお年寄りたちの家を訪れ、いくら丁寧に診察したり話を聞いてあげたりしても、一見何の「効果」も期待できないことに由来するものでした。

能率社会での医療効果とは、健康、知力、体力など、社会で生活するために必要な「能力」の回復維持と理解されています。アルツハイマー病患者の知力低下の進行を遅らせる（といわれる）薬は、熱烈な期待を持って受け入れられました。しかし、わたしの行う「医療」によって「痴呆」をふたたび頭脳明晰にすることも、寝たきりを起き上がらせて歩かせることも不可能であり、医療努力は無益無効に見えました。内科医として働いていたときの専門分野は血液学で、白血病など致死性の病気がたくさんありましたが、治療が成功して元気に社会へ戻る人は多くいます。「ぼけと寝たきり」というカテゴリーは、一切の回復の望みを拒絶する意味で、医師としての自負心の存在を許しませんでした。

「申し訳なさ」をより身に沁みさせたのは、小学三年から五年間、秋田の農村で近所の老人たちと接した記憶でした。昭和一九（一九四四）年当時、秋田市郊外に広がる平野は、秋には黄金の稲穂の海になりました。東北の方角には、低い山々が平野の上に指を広げて置いたように連なり、いたずら小僧たちの絶好の遊びと探索の場でした。

残念ながら、この穀倉地帯も疎開者にとっては閉ざされた処《ところ》で、わたしたち一家は終戦前後の何年かは、いつも空腹に苛《さいな》まれていました。丸坊主で、夏は半ズボンひとつで裸足のわたしでしたが、お年寄りたちには奇妙に可愛がられ、干し柿をくすねても叱られず、土地の菓子や餅をもらったりしたものです。寝たきりの爺さまの枕もとで「大人」の本を読んだことも憶えています。佐久で診療をすると、それらの記憶がよみがえって形容しがたい切なさで胸が苦しくなり、恐怖、哀しみ、申し訳なさがないまぜになった感情は、車中、アルコールでも飲まないと消しえないものでした。

宅診事業に参加して一年、毎回くり返される反応性うつ状態に、もはやわたしは堪《た》えきれなくなっていました。報酬には未練がありましたが、もう辞めようと考えていたとき、保健婦から意外な依頼を受けました。二ヶ月前に診た老女をまた診てくれというのです。佐久の「寝たきり・ぼけ老人」は数が多く、普通は一年半過ぎないと次の順番は回ってこないので、「その人、この間診たばかりじゃないの?」というと、「でも先生に診てもらってから、患者さん、すごく元気になって食欲も出て、家族も喜んでいたんです。また少し調子が悪いのでぜひとも、というんです」。

家に伺って診察し、話に耳を傾けるだけでそんな効果が現れるとは、夢にも思っていませんでした。半信半疑のわたしに保健婦は、お年寄りが喜んでいて家族もありがたがっている、と保証してくれたのです。この時のうれしさは、一瞬、世界が光に包まれたような、胸の上に乗せられた重い錘《おもり》が突然消えたような感覚でした。

この経験によって、機能回復を主眼とするそれまでの狭い医療観から解放されたことは確かです。医療が、健康や機能を回復する機会を提供することもあります。しかし医療に普遍的な働きがあり、人間がどのような状態であってもその恩恵を受けることができるとすれば、それは「気持を良くしてくれる」ことしかありません。苦痛からの解放、こころの慰藉《いしゃ》などは、病者だけではなく、認知能力の衰えた老人でも、死を目前にした人であっても与《あずか》りうる働きです。それに気づいたことで、わたしも癒されたのでした。

精神症状と人間関係

「自分もお年寄りたちの役に立っている」という自信はできましたが、依然として判らないのは「ぼけ老人」の示す異常な精神症状や行動でした。家族の苦労も、夜間に騒ぐ（夜間せん妄《もう》）とか、もの盗られなどの被害妄想に関係するものが大部分で、「痴呆老人」を抱えるのは、家族にとって恥ずかしく厄介で、また恐怖すべきことでした。

宅診をしていてもっとも頻繁に受ける質問は、「頭を使い、手足を動かしていれば、ぼけるのを防げますか」というものでした。七〇年代後半、「痴呆」についての文献はまだ少なく、介護に役立つ情報はほとんど見当たらなかったため、何はともあれ精神科や当時設立され始めた老人科の専門医の許《もと》へ走り、この質問をぶつけてみましたが、「それは単なる俗説です」と一笑に付されるのが常でした。

次いで多かったのが、「うちのお婆ちゃん、病院では静かなのに、家に帰ると夜中に起きて騒ぐのはなぜですか」というもので、これについても、当時すでに日本の「痴呆学」の権威といわれた精神科教授に訊ねました。先生は少し眉をひそめて言われました。「さあ、それは私にも判りません。しかし、外泊させると患者が夜間せん妄を起こすという予測は確実につきます。私でなくとも、看護婦でも研修医でもできます」。

どうして予測できるのかというと、「家族との人間関係です。家族が面会に来た後でお年寄りがしくしく泣いたりする場合、外泊させると必ず夜間せん妄を起こします」。

この情報は興味深いもので、この先生と同様の観察は、その後全国の認知能力が低下した老人を収容する施設で確認されました。しかし、その老人たちがどのように感じ、どのような世界に住んでいるか、という「彼らの側」に身を置いた考え方をする研究者は、まだほとんど見当たらなかったように思います。

高齢社会の到来が問題にされ始めたころ、七五年、八〇年と東京都が実施した在宅老人調査によると、六五歳以上人口の約五％は「ぼけ老人」で、その半数に妄想、幻覚、夜間せん妄などの精神症状と徘徊などの異常行動がありました。

今でこそ医療機関に「もの忘れ外来」がつくられ、グループホームなど宅老施設が整備されつつありますが、当時はまだ彼らを受け入れる社会的体制はきわめて不備でした。他方、世帯当たりの人数が少なくなる傾向が顕著で、家庭での介護能力は急激に低下していました。認知症についての知識も普及していなかったため、「ぼけ老人」を抱えることは世間体もよくありませんでした。そういう状況のもとで介護を担う家族、特に認知症老人の息子の嫁たちはさぞかし訝《いぶか》り、困惑することが多かったことでしょう。

このような医療、介護から福祉にまで至る問題に対しては、個々人への臨床医学的対応と、群として問題を考える社会医学的対応があります。認知症には治療法はありませんでしたから、臨床というより介護、あるいはケアを適切に行うことがまず必要でした。この意味で、七七年に熊本県に新設された国立療養所菊池病院痴呆病棟で室伏君士先生らが行った老人のケアと、それに伴って得られた観察知見は、わが国の認知症ケアと臨床研究の原点といえますが、これについては後述します。

これに対し、東大医学部衛生学教室の山本俊一教授をヘッドとするわたしたちのグループは、「痴呆問題」への社会医学的アプローチを行いました。「痴呆老人」の群が、「非痴呆」と見なされる老人群と比べて、どのような「精神症状や異常行動」を現しているかを数量的に把握し、それから、症状や行動が現れる原因を、知力低下や家庭環境などの種々の要因と関連づけて推量するのです。

まず東京都杉並区で「ぼけ老人」「ぼけのない老人」と見なされる人たちについて、知力や症状の発現などを比較する調査をし、次いで長野県佐久市、沖縄県読谷村《よみたんそん》に調査範囲を拡げていきました。以下がその要点です。

第一に、妄想や夜間せん妄などの精神症状が現れる割合は、認知能力あるいは単に「知力」が低下するにつれて増加した。しかも知力低下が中程度以上進行すると、急激に増えました。（注：知力〈認知能力〉は、おおまかに記憶、時間や場所について見当がついているか否か〈見当識〉、計算、事物の認知〈相当する言葉を憶えている必要もある〉、図形を描くことなどについての能力で推定します。）

知力とは、ストレスを起こす出来事への対応能力である、と考えれば説明がつきます。出来事が対応能力を超えたときに精神症状を現すとすれば、不愉快な人と会うことは一番のストレスになります。家族と面会した後しくしく泣き出す老人が、外泊すると夜間せん妄を起こす理由も理解できます。

第二に、精神症状が現れるパターンは、アルツハイマー病でも、当時の日本に多かった脳血管性痴呆でも同じでした。この頃の「痴呆老人」の四割は「寝たきり」で、大部分が脳血管障害によるものです。つまり、脳の変性萎縮であろうと脳血管障害による脳組織の破壊であろうと、同じように症状が現れる傾向があるということは、精神症状の発現は脳障害の見かけより、「知力」という脳機能の低下に関連すると考えられます。

第三に、環境要因と精神症状発現の関連も見られました。たとえば家計を老人が丸がかえにしていたり、逆に介護者（子供）が金銭を負担したりしている場合には症状発現率が高くなり、双方がお互いにお金を出し合っているときは発現率が低いのでした。

環境といってもこの場合は広義の「経済環境」ですが、それはストレスを生み出す心理的原因になりえます。なぜなら、老人が全てを支出していれば、実際に買い物に出かけてお金を使う介護者の嫁が財布を勝手に使っているのでは、と疑心が湧いて、老人の「もの盗られ被害妄想」が誘発されるかもしれず、他方、介護者がその経済的見返りをまったく期待できない状況では、老人は粗大ごみ扱いされる確率が高くなります。

結局、わたしたちの予備的調査から推察されたのは、知力の低下した老人がおかれた環境で一番大きなストレスを生む要因が、「人間関係」のわるさであるということでした。社会医学で常用される疫学は、病気や症状の現れる分布パターンから原因を推測する手法です。人間関係のわるさが症状の源とすれば、その程度がひどくなるほど発現の頻度が高まることを実証していくのです。それができれば、「幻覚、妄想、夜間せん妄など精神症状の発現頻度は、知力低下による環境適応能力の減少の度合いと、人間関係のわるさに由来するストレスの大きさに比例する」という仮説が実証されます。

人間関係はいろんな場、いろんな人との間で生じます。それを調べるには、生活の場が限られた寝たきり、あるいはそれに近い状態の老人が最適になります。主な介護者との人間関係は、老人にとって一番重要なものでしょう。市川伸一氏（現・東大教授）らが作成した寝たきり老人と主要介護者との間の「人間関係アセスメント票」は、幼児と親との「親子関係」を推測する手法に学んだものです。耳が遠く、応答能力を失っているなど認知能力の衰えた老人は幼児に似ており、「親」の代わりに介護者から回答してもらいました。

回答されたスコアは、訪問看護で実際に両者の人間関係を知っている保健婦の評価とよく合致しました。また人間関係の「よい群」と「わるい群」を比べますと、知力低下の各段階で精神症状の発現率が大きく違っていました。「よい群」での発現率は、軽度知力低下群が一〇％、中程度低下群では二〇％だけでしたが、「わるい群」では、それぞれ三〇％、六〇％にのぼったのです（註④）。

これらの数字の解釈は慎重にされるべきです。これら老人の精神症状発現が介護者との人間関係で左右されるのは当然として、それを介護者だけのせいにするのは誤りです。人間関係が「よい」場合でも一〇％、二〇％と精神症状が現れるのは、認知能力の低下という状態自体が、その人にとって辛いものであることを示唆します。

なにしろ直前の記憶が失われる、あるはずの物がない、ないはずの物がある、やったことをやってないと言われ、やっていないことをやったと責められるのです。そこでまず生ずる情動は不安といらだちの混じったもので、すぐ怒りや悲しみにも転化します。このような情動が知力の低下した人に生じていることは、しばしば周囲に気づかれません。それは、むしろ老人のいやな性格変化と解釈される危険が大きいのです。

第二章 「痴呆」と文化差

異質なものへのラベル

二〇〇五年春から、「痴呆症」の代わりに「認知症」という呼称が使われるようになりました。「痴呆」という言葉に、差別的意味合いがあるからといわれます。

わたしも社会の一員であり、できるかぎり社会的取り決めに従って言語表現を行いますが、この名称改変については必ずしも賛成しません。名称改変については、いくつかのレベルの疑問を抱いています（「認知症」という用語が不適切で、名称変更に反対だという意見は厚生労働省の諮問委員会高久史麿委員長に提出しました）。

差別語を他の言葉に置き換える場合でも、新しい用語が対象の性質をきちんと表現していることが望ましいのです。たとえば「身体障害者」「知的障害者」は、それがどの種の障害を指示しているかは明らかです。ところが「認知症」は茫漠としていて何を指しているのか判らない。その意味では「認知障害」が近似しますが、すでに別の状態の学術用語として確立されています。たとえば「認知失調症」がせめての近似でしょう。たとえば「痴呆状態」という表現は判りますが、「認知症状態」という表現はほとんど意味不明です。

しかし、この名称変更は、「差別」を隠すために代用する言葉の役割、その限界について考える機会を与えてくれたことも確かです。なぜ差別をうける名称を変えるのか――。ここから発して、名称改変についての本質にかかわる論議に到ります。

四半世紀前ボストンに住んでいたとき、街の銀行窓口に日本人が勤めていました。彼の本名は「上杉」でしたが、アメリカ人と結婚し、名と同時に姓も「Wesley」と英国風に変えていました。もちろん理由は、そうした方が差別されにくいからです。

同じように東欧の移民たちが、舌を嚙みそうなゴツゴツした響きの姓をアングロサクソン風に変えるのが盛んだった時期があります。またアフリカ系アメリカ人で、かつて故郷で伝えられた姓名を保持している人は少ないでしょう。9・11事件後は、ムハマドやイスマイルというイスラム風の名であるだけで嫌がらせがあるとも伝えられました。

差別を避けるため差別を受けない名称に変える行為は、自身を枯れ落ち葉に見せかける昆虫の擬態を思わせますが、効果が不十分であるために名称や呼称を変える現象はたびたび起こっています。二〇世紀半ば、医学文献に現れるアメリカの黒人はニグロでしたが、その後カラード、ブラックと変わり、今ではアフリカン・アメリカンです。このような頻繁な名称変更は、差別視される身体的特徴が残るかぎり、改名効果が永続しないことを思わせます。結局、「差別」をもたらす名称とは、その社会で「異質」であり、社会の多数派から疎《うと》まれる対象に貼られた「ラベル」と理解されているようです。換言すれば、多数派が好まぬ異質な特性を連想させる表象です。

とすれば、差別の本当の原因は、ラベルそのものより「異質で厭わしい特性」にあります。病気はその好個の例で、〇四年末に亡くなったスーザン・ソンタグが『隠喩としての病い エイズとその隠喩』(みすず書房)の中で痛快に論じています。差別用語を非差別用語へ変えたところで、その特質――「異質で厭わしい」という「認識」自体が変わらないなら、単なるラベルの貼り替えにすぎません。「痴呆」の場合、記銘力の低下、時間や場所の見当がつかない、言葉が出てこない、妄想や夜間せん妄などの周辺症状、怒りっぽくなるといった性格変化、周囲に迷惑をかけるなど様々な懸念要因が、「痴呆」という「異質で厭わしい特性」を形成しているようです。

沖縄の「純粋痴呆」

わたしたちは、誰でも他者との「つながり・関係」の中で、生かし、生かされて生きています。とすれば、認知症について感ずる「厭わしさ」にも二重の側面が認められます。自分が痴呆状態になって「生かされる」場合と、痴呆状態になった身近な人を「生かす」場合に感ずるものがミックスしているのです。前者では、自立性が失われ、他者に迷惑をかけることへの恐怖と嫌悪、後者では、自分に介護の労がかかるだけでなく、今まで心を通わせていた人格が消えていくという喪失感があるでしょう。

しかし、実際に認知能力の衰えた高齢者の適切なケアが行われている家庭やグループホームなどの場を観察しますと、これらの厭わしいという嫌悪感は、社会に流布した誤解や偏見によってかきたてられている部分がかなりあります。「そんなこと信じられない！」と息巻く介護経験者がおられるでしょうが、それを裏付ける事実があります。

前章で紹介した杉並区の「ぼけ老人」と「正常老人」についての調査結果は、人間関係というものを根本的に考え直す必要性を示唆していました。「ぼけ老人」の約二割が知力は正常かごく軽度の低下にとどまっているのに「ぼけ」と見なされ、反対に「正常老人」の一割近くで、中程度から重度の知力低下があった（註①）。知力低下はなくとも、うつ状態になって動作が鈍り、とんちんかんな反応をすると「ぼけ」にされ、他方では「痴呆老人」に当然くくられるはずの人が、家庭でも医院の外来でも、ふつうのお年寄りとして平和に日々を送っていたのです。

なぜ「痴呆」であるはずの人が、「正常」と思われていたのでしょうか。唯一可能な説明は、知力低下の有無にかかわらず、人間関係に応じて周囲の人たちの老人についての認識も変化する可能性がある、というものです。

杉並の例は、個々の家庭での現象だという異論も出るでしょう。しかし、同じころ沖縄県島尻郡佐敷村で琉球大学精神科（当時）の真喜屋浩先生が行った調査報告は、環境さえよければ、その地域全体の知力が低下した老人が、他人に迷惑な周辺症状を現すことなく、おだやかにふつうに過ごすことができることを強く示唆しています。

真喜屋先生は村の六五歳以上の老人七〇八名（男二六八名、女四四〇名）全員について精神科的評価を行ったのですが、あきらかに「老人性痴呆」と診断できる人が二七名（全体の四％）で東京都での有病率と変わりません。しかし全症例を通じて、うつ状態や妄想・幻覚・夜間せん妄症状を示した人はいなかったのです（但し統合失調症と思われる一例があった＝註②）。これは当時の東京都の調査結果と比べると信じがたい知見です。東京では「痴呆老人」の二割が夜間せん妄を現し、半数に周辺症状がありました（註③、④）。また沖縄ではうつ状態がまったく認められなかったが、アメリカでは痴呆の四分の一から半分にうつがあると報告されています（註⑤）。

杉並と沖縄に見られた、周辺症状のない穏やかな痴呆状態（学術用語では単純痴呆 dementia simplex と呼ばれますが、わたしは「純粋痴呆」と呼んでいます）をもたらした要因は何でしょうか。真喜屋先生は、このように考察しています。

「佐敷村のような敬老思想が強く保存され、実際に老人があたたかく看護され尊敬されている土地では、老人に精神的葛藤がなく、たとえ器質的な変化が脳におこっても、この人たちにうつ状態や、幻覚妄想状態は惹起されることなく、単純な痴呆だけにとどまると考えられるのである」（註②参照）。

これらの事例から推察されるのは、「痴呆」は被害妄想、夜間せん妄、幻覚、攻撃的人格変化といった周辺症状が現れないかぎり、「純粋痴呆」として平和的共存が可能であり、その現象は地域全体で実現できる可能性がある、ということです。

もちろん認知能力の低下は加齢とともに多くの人々に認められるとしても、周辺症状が現れないかぎり、あくまで「老いの過程にある正常な人間」として人生の終末までたどりつけるのです。とすれば「痴呆症」という恐怖すべきラベルは必要ないし、あったとしても「差別性」はずっと弱いものになるでしょう。痴呆症を認知症に代えたところで、一時的な差別解消効果はあっても対症療法にすぎません。痛み止めを飲んでも、「病巣」がそこにあると意識するかぎり、早晩痛みは現れてきます。

では「病巣」とはなにか、それを除くことはできるのか。その問いに答えようとする試みが本書の眼目でもありますが、先に結論を申し上げますと、病巣と「意識」する点に「病巣」があるということです。これは順を追って説明しなければなりません。

世間的イメージの誤解

認知症は、世間でどのように紹介され、どう理解されているのでしょう。冒頭でふれたように日本尊厳死協会の調査では、八五％が「痴呆」になったら延命措置を断る旨を「尊厳死の宣言書」に明記すべきと答えていますが、そのアンケートでは「重度痴呆というのは次の症状が現れた場合」として、以下のように説明しています。

①日時、場所、家族などの判断、識別ができなくなる。②入浴、着替え、食事、排便

などに介助が必要となる。③意味無く徘徊する。④夜なかに起きて騒ぎ、奇声をあげる。⑤言葉の意味がわからなくなり、意思の疎通ができない。⑥尿失禁、便失禁をする。⑦便を塗ったり、食べたりする。

「重度痴呆」はそんなにみじめなのか！ と一読して震えあがりますが、この説明は作為的ともいえるほど間違っており、その最大の誤りは、認知症の「中心症状」と「周辺症状」を同一に扱っていることです。中心症状とは先述の通り記憶を中心とした認知能力の低下ですが、杉並や沖縄の事例から推察できるように、ほとんどの周辺症状は、その老人の環境への不適応症状として現れるものです。これは室伏先生たちの報告や、適切なケアが行われている老人施設での観察からも推察できます（註⑥、⑦）。

マスメディアや小説では、認知能力の低下した老人を介護する人の苦労や心理的葛藤が悲劇的に描かれることが多いようです。穏やかにうまく看取《みと》っても、ドラマになりにくいからでしょう。しかし実際の在宅ケアの現場では、わたしが「純粋痴呆」と名付けた周辺症状のない人たちにしばしば遭遇します。二つ、例をあげてみます。

【Aさん　八五歳・女性】　六年前にアルツハイマー病と診断された際、大腸がんも見つかり手術を受けた。ダンディな夫との間に娘が二人いて、妹は嫁ぎ、未婚の姉は両親と暮らしていた。夫が二年前に亡くなって間もなく、大腸がんの再発が見つかったが、すでに肝臓をはじめ全身へ転移しており、娘たちと相談の結果、延命措置は一切せず、疼痛の緩和に全力を注ぐことになった。

アルツハイマー病は確実に進行し、一年前に長谷川式痴呆スケール（年齢や日時、曜日、簡単な計算など記憶を測定する簡易テスト）で測ったときは〇点で、重度の知力低下がみられた。日中はヘルパー、夜間は勤めから帰った姉娘が介護し、ほとんど車椅子の生活だったが、本人はいつも微笑していた（通常アルツハイマーの人は、他人には特に愛想がいい）。診察前に容態をたずねると、夜もよく眠れる、食事もおいしい、お通じもあるという。痛いところがないかたずねると、少し口ごもって「ありません」と答えた（実際は、ベッドから起き上がろうとして顔をしかめたり、左前胸部を押さえ「痛い」と言ったりすることがあった）。

こちらの簡単な問いかけには「はい」や「いいえ」などで答えられても、自分では話したくても口に出せない。言葉になって出てこないことに苛立ちの表情を浮かべるので、手を握って「おっしゃることはよく判りますよ」と言うと、「そうですか」とニッコリする。

失語状態になったAさんだが、昨年十月初め（死の三ヶ月前）、娘二人が揃っている時、思いがけず「こっちへいらっしゃい」とベッドから呼び、娘たちがそばに寄ると、「あなたたち、けっして喧嘩しちゃだめよ」と言った。

その後自発的発語は一切なくなる。右手がほとんど利かなくなったので、がんの脳転移があった可能性もある。体力の衰えが進み、姉妹は妹のアパートで母の最終末期を看取った。まったく痛みを訴えず、点滴一本せず、大晦日に静かに息を引き取った。

【Bさん　九六歳・女性】　大学で教えるような才媛だったが、四〇歳前に夫に先立たれ、苦労して三人の子どもを育てあげた。八五歳で認知障害が現れ、やがて寝たきりになり、最後の一二年間は大学教授の娘の手厚い介護によって九六歳まで生きた。Bさんについては、娘によるきちんとした記録が残されており、そのユニークな記録の一部を紹介する。寝たきりになって数年後の某月某日の記載から。
「皆様（教会の友人五人が毎日交代で看護体制を作っている——カッコ内筆者注）に警告！母は『いい子さん』（良い子）の時と、『むず子さん』（むずかしい子）の時と、『いた子さん』（いたずらっ子）の時と4対3対3ぐらいの割合であります。その変身（変心と言うべきか）の区切りは、睡眠が境界線になっています。『いた子さん』の時は面白い時が殆どですが、時として昂じてとんでもないことを言うことがありますから、どうぞ吃驚《びっくり》なさらないようにご注意。『あなたバカだから……』とか『あなたドロボー……』とか、さも面白そうにニコニコ笑いながら言い続ける時があります。こちらが母が何を言っても受け入れるのを楽しんでいるのだと思います。適当に聞き流してください。

『むず子さん』の時も様々です。言う儘に従うことが一番簡単な解決策です。ある日、私がお小水をとってあげようとすると、『お小水しなさいって、林さん（誰だか分からない）から命令されたの？』と聞きました。そんな命令ないから安心してお出しなさいと言いますと、『わたしは命令されたと思ったけれど、違ったかしら、命令なしで勝手にいたしますからよろしいですかと林さんに電話してちょうだい』と何回も言われました。でも、適当にあしらっていますと、『いい加減な返事ばかりしないで、早く電話しなさいっ！』。そこで電話ごっこの始まり。空ダイヤルを押して、『もしもし林さんでいらっしゃいますか？　……こちら美川でございますが、オシッコするようにとのご命令がなくても、オシッコしてもよろしうございますか？　……ああ、そうでございますか。分かりました。……ではこちらの好きなように、好きな時にオシッコいたします。……はい。……さようなら』。電話をしたと言いますと、ニッコリ笑って『どうもありがとう』。以上が一例です。でも言うなりになれない時（たとえば、引っ越しの準備をしろなどと言う時）には、早く子守唄を歌うなり、讃美歌のテープでもかけるなりして、ねんねさせることです。いい子さんの時はまことに問題なしなのですが……」（註⑧）

Aさんの眠るがごとき大往生と、Bさんを温かくユーモアをもって受け入れた家族。周辺症状を伴わない「純粋痴呆」が生ずる過程をつぶさに見ると、結局は本人が「安心」できる環境が用意されているか否か、の一点に尽きるようです。介護の苦労は様々ありますが、認知能力の衰えた人が安心できる環境は、愛情と工夫があれば多くの場合整えることが可能です。

「一水四見」という文化差

第一章で、「痴呆」になったら延命措置を拒否する理由として、日本では圧倒的多数が「家族や周囲の人に迷惑をかけたくないから」と答える、と述べました（日本尊厳死協会のアンケート調査）。しかし、アメリカを中心とした英語の文献からうかがわれる「痴呆を怖れる理由」は、圧倒的に「自己の自立性が失われるから」でした。

この「迷惑」と「自立性喪失」との区別は重要です。第一に、感情誘起の文化差に注意しなくてはなりません。嫌悪や恐怖はある種の「負の感情」ですが、同じ事柄がある感情をひきおこすとしても、その「負の感情」のニュアンスや感情誘起の心理的プロセスは文化によって違い、しかも、それに気づかれることがないのが普通です。

たとえば、牛肉をすすめられてアメリカ人もインド人も共に断ったとします。表面上は同じ辞退でも拒否感のニュアンスは違います。健康管理に神経質なアメリカ人は「牛肉はコレステロールが多いから」という理由で、インド人は「牛はヒンズー教では聖なる動物であり、食べるなぞ論外」だからです。表面上は同じ行為であるように見えて、牛肉への心理的反応は、それぞれの文化において受容され、組み込まれたパターンを示します。行為とはそのような文化的、心理的エートスから発するものであり、行為者にとってはごく自然で特別に意識されることはありません。

仏教でいう「一水四見」の成句にも、これと同様の文化的枠組みが見られます。水は人間にとっては飲むもの、魚には棲家《すみか》、天人には宝石の床、地獄の餓鬼にとっては燃える血膿。しかし、それぞれは自分の認識する「水」こそが真実なのだと信じています。

第二に、自立性を失うことと周囲に迷惑をかけることとでは、「私」と「他者」との関係性が大きく違ってきます。
(a)「私は私の自立性を失う」
(b)「私は他者に迷惑だ」
(a)では「私」は、他者からはっきり区別され分離したと意識される「自己」です。他者はいるとしても、自己とどのような関係、つながりにあるのかも明らかではありません。友好的なのか敵対的なのか、それとも無関係であるのか、「つながり」が無くともかまわないようにも見えます。
(b)では「私」は、明らかに他者との関わりにおいて存在します。「私」は属する集団の一員として意識されています。この場合の「私」とは「自分」であり、人と人との間にいて、その時々の状況に応じて自在にその取り分が変化するような、弾力的なつながりに特徴がある存在といえます。つまり、その状況に不適切な過大な取り分を要求するのが「迷惑」をかけることです。

第三に、「迷惑」と「自立性喪失」の区別は、痴呆状態の人と周囲の関係性に心理的影響を与えると同時に、その老人がどのくらい「生かされるか」に影響してきます。人の生存は、人生の最後において「生かされる」という側面がもっとも明らかであり、現在の医療と介護技術が、ギリギリのところで生にしがみついている生命を、かつては考えられなかったほど長く「生かす」ことができるという背景があります。つまり、「つながり」の濃淡によって、生かされる期間がいちじるしく変化する可能性があるのです。

「生かされる」と「生かされている」だけ

終末期ケアでは、医療・看護・介護のすべてを一緒にして考える必要があります。終末期の「生かされる」という状態においては、これらが分かちがたく影響するからです。また、周囲の「生かそう」とする熱意と、倫理的配慮の方向性が大きな影響を与えます。

終末期にかかる人への医療的対応方針には、おおざっぱに「苦痛を除く」ことと「延命努力」の二つがあります。方針の選択に際しては、患者本人の意向をどのように尊重するか、あるいは家族の意向をどこまで反映させるか、を考慮しなければなりません。ここで問題を複雑にするのは、認知能力の低下した人の意向がどのくらい「確実なものか」という点です。本人と家族の意向のバランスをどう取るかは、倫理的問題であると同時に実際のケアの問題でもあります。この辺の事情をご存じない方も多いでしょうから、簡単に説明しますが、倫理的にも実際的にもいまだに解決がついていないのです。

例として、典型的なアルツハイマー病の末期の経過を取り上げます。

まず病気がそうとう進行してくると飲み込む機能が低下し、食物が口に入ってもうまく飲み込めなくなります。この段階では介護の質により、驚くほど生存期間に差が出てきます。つまり「生かし」「生かされる」という側面が、如実に現れるのです。嚥下機能が低下しても、工夫して食物の質と一口に与える量や時間に注意すれば、長期間誤飲をおこさずにいられれます。一回の食事に二、三時間かかることもあるため、介護者の「生きてもらいたい」という思いが忍耐として現れてくる。施設では、どんなに親切にしても現在の体制で一人に一時間以上かけることは不可能です。したがって、やがて誤飲による肺炎を起こしてしまいます。抗生物質のない時代は、ここで寿命が尽きました。

次に、この段階で抗生物質を使うか否かを決める必要があります。熱を出して喘いでいる人に抗生物質を投与すれば、延命と同時に苦痛を除くことが期待できます。「緩和ケア」の目的は、身体的、精神的（文化によっては霊的）苦痛を除くことですが、通常の定義では「余命が短い」患者（たとえば末期がん）に抗生物質のような「延命効果のある」医療手段を用いることはしません。嚥下困難をおこしたアルツハイマー病患者は、アメリカでは「余命の短い病気」のカテゴリーに入れているようです（註⑨、⑩）。

嚥下機能の衰えは時間の経過とともに進行し、肺炎をおこす頻度は高まる一方ですから、次の対応方針を選択しなければなりません。もし本人の意向がリビング・ウイルのように文書化されていて、口から食物が入らなくなった段階で誤飲性肺炎になっても治療しないでほしいという希望があれば、治療しないことも考えられます。しかし経験的には、家族がそれに同意することはまずありません。

この段階では、誤飲を防ぐため、経鼻チューブで栄養補給をする手段が便利です。当座の延命効果はあり、介護の手間が大幅に節減されます。しかし、認知能力が中程度から重度に低下した人にチューブを入れる是非を聞くと、経験的には大半が「いやだ」という意思表示をします。チューブをおとなしく受け入れる人と、いやがって抜いてしまう人がいる。在宅ではおとなしくても、病院では不安感が強いせいか、すぐ抜いてしまうケースも多くあります。とすれば、次は「延命のため」に上肢を拘束することになります。

ここでの倫理的問題は、痴呆状態の人の示す意向と介護家族の意向のどちらを優先させるかです。その老人のチューブを抜く行為を「いやだ」という意思表示と受けとめ、経管栄養を断念する選択は、「自己決定」を尊重する倫理的立場ともいえます。たとえ経管栄養を行っても、本人がこの医療努力を「ありがたい」と評価し、感謝するほどには認知能力は回復しないでしょう。また、経管栄養をしても、どのくらい「実質的期間」長生きをするかは分かりません（これはきちんとした無作為選別による比較対照調査をしなければ分かりませんが、あまり延命効果がないという報告はアメリカで比較的多くあります）。さらに、拘束された状態では本人が「つらかろう」という人情として当然な配慮があります。

他方、「やっぱりこの人には生きていてもらいたい」という、介護をしてきた家族の思いがあります。病棟では「私のことまだ判るから、どうか（医療行為を）お願いします」と懇願されたりします。医師として経管栄養の意義に疑問を抱いていても、家族の要望が強ければ応じざるをえません。その倫理的根拠としては、自分たちの「仲間」を見捨てないというつながり意識の尊重があります。村八分という「仲間はずし」が、共同体でもっとも厳しい制裁であったという歴史的背景がうかがわれるのです。「延命」努力が日本社会でまだ最優先されている情況の底流には、貧しい環境の中で仲間同士がはげましあって生きてきたという倫理意識があるようです。いうなれば、死にゆく者を引きとめようとする周囲の力、つながりの強さの現れでもあります。

と同時に、医師の自己防衛的心理が見られることも確かです。できるだけ延命努力をしないと、後になって訴えられる可能性があることに医療側は気づいています。見舞いにも来なかった親戚が現れ、医療行為の中断を「殺人だ」などと主張する「遠くの親戚現象」が頻発するようになりました。近年、日本人の多くが、かつては想像できなかったほど他罰的になっており、メディア、警察、そして裁判所までが、システム破綻による「医療事故」を個人のミスによる「医療過誤」とみなす風潮にあるのは事実で、医療看護の道を選択する者はそれを敏感に感じているのです。

さて、経鼻チューブを長期間挿入したままだと接触面に潰瘍ができたりするため、次の手段として、栄養補給を継続してより安全に行うため腹部に穴をあけ、胃に直接チューブを入れる「胃ろう」という方式があります。誤飲による肺炎のたびに入院すると、医師も介護者もくたびれてしまうので、病院によっては二度目の入院で胃ろう設置を当然のように勧め、老人施設でも介護しやすいという理由で実施するところがあるようです。胃ろうは経鼻的経管栄養より、さらに延命努力的性質が強いといえます。しかし、重度痴呆状態にある人の意向を聞いた経験上、やはりほとんどが胃ろう設置は「いやだ」と意思表示をし、逆に、介護家族はしてもらいたいと要望するのでした。

食事介護の労ははぶけるにせよ、寝たきりで認知能力も重度に低下した人が胃ろうからの栄養補給を受けている様子は、まさに「生かされている」というだけの生存です。「人間の尊厳」や「自立性」を重視する倫理的視点から見るなら、慄然とする光景でしょう。胃ろうの設置に際しては、経鼻チューブと同種の倫理的配慮が必要です。

以上をまとめますと、終末期にあり認知能力の低下した老人は、日本社会ではやさしく忍耐づよい介護とともに、「延命」を目的とした医療を受ける傾向があります。そこには生命の「生かされる」側面が現れており、人と人との「つながり」のつよさが示されます。しかし同時に、その老人の「意向」を無視して家族の意向を優先する場合が多く、「苦痛を除く」という終末期ケアの目標から遠ざかるという倫理的問題を提起しています。

アメリカ人にとっての自立性喪失

「アメリカ人にとって最大の恐怖は、老いて痴呆になってナーシングホームに追いやられること」とは、わたしが在米中よく聞いたせりふです。当時はその含意を十分には理解できませんでしたが、いま考えると、アメリカ社会で自立性を失うことは、即、死を意味するからだと思われます。

日本でも、老いて体力知力が衰え、介護老人福祉施設（特養など）に入所する人が増えています。二〇〇〇年秋の調べで、施設数は約四五〇〇、在所者数は約三〇万人です。そのうち死亡による退所者の平均在所日数は一六〇〇日ですから、施設内での余命は約四年半になります。入所者の大部分は認知能力が衰えた人と考えてもよいでしょう。

ベティ・フリーダンによれば、アメリカでは、八六年にナーシングホームで息を引きとった人の四分の一は入所して一ヶ月以内、半分ほどが六ヶ月以内でした（註⑪）。厳密な比較はできませんが、日本とは大差があります。

さらに衝撃的な報告があります。スーザン・ミッチェルらがニューヨーク州立のナーシングホームで一六〇九人の「重度痴呆老人」（advanced dementia）について調べた〇四年の論文によれば、入所時評価で半年以内に亡くなると思われた人は一％にすぎないのに、実際には七一％がその期間に死亡していました（日本では、入所当初半年以上生きると思われた重度知力低下の老人の七割が半年以内に死ぬことは、想像もできません）。ミッチェルの論調はアメリカでの倫理意識を率直に表しているようですが、誤解される可能性があるので、論文の一節をそのまま引用してみます。

ヘルスケアの提供者と家族の大部分は、重度痴呆のために緩和ケアがふさわしいと信じている。しかしながら、急性期ケア施設についての従来の研究は、重度認知障害を伴う高齢入院患者の余命が限られているにもかかわらず、不適切な非緩和的介入がなされていることを示していた。進行がんと違って、重度痴呆は終末期の状態とは考えられていない。したがって、この疾患の最終段階で緩和ケアの必要があっても、死が直近になるまでは、ケアは患者を楽にすることには向けられていない場合がある。

（訳・大井幸子）

「非緩和的介入」とされる行為とは、チューブを介した食事（二五％）、臨床検査（四九

%)、拘束(一一%)、点滴治療(一〇%)です。ミッチェルらは、こう結論付けています。「重度痴呆のために死亡するナーシングホーム入居者は、終末期の状態にあるとは評価されておらず、ふさわしい緩和ケアを受けていない」。

彼らのいう認知能力の衰えた老人の「緩和ケア」とは、苦痛を除くことのみであって「延命」につながる可能性のある医療行為はいっさい無駄という解釈です。いったん「重度痴呆」という「終末期患者」のカテゴリーに入れられると、患者が苦痛を訴えないかぎり、医療的にはほとんど放置に近い状態であることを思わせます。

「半年以上生きる」と予測された人の大部分が半年以内に死ぬというのは、介護の質がきわめて劣悪(日本の水準から見て)であることをうかがわせます。前述したように、認知症の老人の余命は介護の質次第で、大幅に伸び縮みします。このことはそのような老人のケアに習熟した者には周知の事実でしょう。もしかするとアメリカの高齢者ケアは、構造的に高齢者の余命を、生物学的上限以上には延長させないシステムになっているのかもしれません。

ミッチェルたちが紹介した州立ナーシングホームの状況は、厳しい野生環境ではいったん自立性を失った動物が、すぐに死に至ることを思わせます。「厳しい」というのはたとえばフリーダンによれば、アメリカの高齢者の二〇人に一人は主として家族による虐待を受けており、高齢者虐待の発生件数は八〇年の一〇〇万人から八八年には一五〇万人と、一〇年たらずで五〇%も増加している（九〇年米下院高齢者問題委員会報告）という情況からもうかがえます。彼女は、年寄りはもうすこし大切にされるべきだという価値観を抱いているようで、老人があっけなく死んでいくナーシングホームの状況について嘆きました。「私自身、ナーシングホームに対して、徹底した恐れと偏見をもっていることは認める。しかし、一〇年間の調査で、死ぬ以外には逃げ場のない最後の埋葬地という、私のナーシングホームに対する印象を打ち消すデータは現れなかった」（註⑫）。

要約しますと、「自立性尊重」という倫理意識がもっとも色濃いアメリカ社会では、いったん人が自立性を失うと、生命の「生かされる」という側面は無視されたまま、生存の場から消えていくように見えます。

ゲラダヒヒの平和社会

「先生は認知症の老人とどう心を通わせているのですか」と、研修医に質問されたことがあります。わたしはある精神病院へ短期実習生としてくる彼らに、痴呆状態にある人とのコミュニケーションのとり方を手ほどきしています。彼らの出来は不揃いですが、「心を通わす」という表現をした研修医は筋がいいと思いました。話を通じさせる、ではなく、心を通わすのが、認知症の老人とのコミュニケーション（意思疎通）の極意である、とわたしは思っているからです。

では、その老人とどういうコミュニケーションを図るのが「心を通わす」ことになるのでしょうか。認知症は記憶を中心とした認知能力の低下にはじまり、コトバを理解し、自分の考えをコトバで表現する能力が次第に衰えていき、最後は、コトバ自体が失われてしまうのが自然な経過です。その中ではコトバによる彼らのコミュニケーション、理解・表現という働きも、常識的に見ると変容していくように見えます。

コミュニケーションという名詞には、コミュニケイトという英語の動詞が対応しており、ラテン語のコミュニカレに由来します。これには情報を共有する、という現代人が理解する意味と同時に「共に楽しむ」という古義があり、「楽しい」という情動（感情）を共有するという含意があります。現在のコミュニケーションには「情動共有」という働きがどの程度残されていて、それが認知能力の低下した人々の間ではどう機能しているのか、その答えを見出すために、そもそもコトバによるコミュニケーションとはどんなことか、吟味する必要がありそうです。

コトバの起源を思わせる例を紹介します。エチオピア高原に棲むゲラダヒヒ（ヒヒの一種）はおしゃべりですが、その社会生活にはいくつかの特徴があります。まず、ユニット（家族）と、その上位集団であるバンド（村）からなる重層社会であり、そしてユニット間、バンド間は対等・平等で、暴力を使わない平和社会を形成している。にわかには信じがたいことですが、多数のバンドが高原に集合する時期、何百頭ものヒヒが入り混じっても、暴力沙汰はいっさい観察されません。河合雅雄氏によれば、彼らには、

「音声表象（シニフィアン）」と「意味表象（シニフィエ）」の結合したコトバというものはなく、彼らの「音声」だけのコミュニケーションでは、音声は「相手を安心させる、なだめる、懇願するといった社会関係の調整」に使われているといいます（註①）。

ヒヒたちが「情報」を伝えるコトバではなく、音声という「情動」に訴えるコミュニケーション手段を用いることが注目されます。それでトラブルが暴力に発展することを防ぎ、仲間同士のつながりを維持している。情動に訴える方法は、それほど相手の気持を落ち着かせ、不安や怒りを抑え、結果として和を保つのに効果があるのでしょう。ヒトの社会でも、理屈すなわち情報共有型コミュニケーションに頼りすぎると、しばしば人間関係を損なうことは、夏目漱石が「智に働けば角が立つ」と喝破している通りです。

コトバが情報と同時に情動を共有させる働きをもつに至った経緯は、容易に想像できます。人類の祖先がコトバを話しはじめ、狩猟採集で生きていた数百万年間、飢餓の恐怖は慢性的にあったと推測されます。偵察から帰った男がもたらす「森のはずれに手傷を負ったマンモスがいる」というような情報を共有できるかできないかは、食料の乏しい季節には生死を分ける重大事でした。この情報伝達は「情動」をゆさぶらざるをえません。肉を飽食できる、自分が生きていけるという見通しは、必然的によろこび、情報提供者への感謝、親愛、信頼を生みます。

情報共有がこれらの感情を誘起するとすれば、コミュニケーションの古義に「共に楽しむ」「親密な関係をつくる」があったのは自然です。古代、現在の物質的豊かさはもちろんありませんでしたから、集団の存続や個人の生存には、濃密な人間関係に支えられた共同作業が必要でした。親しみや信頼をつよくするコトバの心理的側面は、今よりははるかに重視されていたものと想像できます。ゲラダヒヒの音声コミュニケーションほど完璧には出来なかったでしょうが。

偽会話となじみの仲間

グループホームの居間で、幾人かの女性が和気あいあいと談笑しています。アルツハイマー型の認知症と診断された方々で、どうも会話の内容がバラバラです。

「主人なんてやっかいなもんです。でもいないと困るし……」

「そうそう、うちの息子が公認会計士になりましたんで忙しくてね」

「あら、いいじゃないとっても。浴衣を着ればステキに見えるよ」

「○○さん辛かったろうに。いつも△△さんって言ってましたよ」

話は快調に進んでいるようでも論理のつながりはなく、相手の話を理解するより、子どもたちがゲームをしながら勝手にお喋りしているみたいです。

認知症のケアにあたる人の間でよく知られた「偽会話」、つまり「会話」であっても情報共有という働きが失われたコミュニケーション形態ですが、「共に楽しむ」という情動レベルでは、コミュニケーションは立派に成立しています。偽会話の成立は、彼女たちが喋られた内容を論理として理解はできないし、また直ぐに忘れてしまうことを考慮すれば了解できます。

しかし、楽しい情動を共有するという経験を重ねると、理屈を超えた親しい関係が成立します。熊本の国立療養所菊池病院で長年認知症の人々をケアし、観察された室伏君士先生は、このような親しい関係にある人たちを「なじみの仲間」と名づけました。彼らの関係は、時にびっくりするような心理効果を現します。

たとえば、グループホームに適応し落ち着いているご婦人を久しぶりに自宅外泊させると、帰ったその晩にせん妄状態になり、お嫁さんに向かって「この人殺しが！」と叫んだりする。たまりかねた家族が翌日ホームに連れ戻すと、なじみの仲間たちが「○○さん遊びましょうよ」と迎えてくれ、血相を変えていたご婦人が途端に穏やかになって談笑しだすという具合です。

こういう事例は全国の施設で観察されており、コミュニケーション成立の働きが、心の深奥の情動領域において営まれることを物語っています。

「理解する」は大事ではない

偽会話を初めて知ったとき、興味を抱きながらもわたしには関係のない現象と思いましたが、自分のコミュニケーション理解の浅はかさに、やがて気づかされました。病棟の看護ステーションに入ると、忙しく働いている看護師や介護士たちに「お早うございます」とか「今日は」と挨拶します。患者一人一人に声をかけるのはいうまでもありません。英語なら“How are you?”と相手の状態をたずねますが、「今日は」を英語にそのまま訳すと“Today is!”ということで、別に意味や情報はありません。それでも「コンニチワ」は、一人であれ大勢であれ、そこにいる全員にわたしのある「善き意図」を伝えられる。大きいほがらかな声で挨拶し、返事が返ってくるとき、ある情動的コミュニケーションが成立したことを体感できるのです。

こちらの「善意」を伝える配慮は、医学関係の学会では格別重要です。医者というのは、わたしを含めて小児性格の者が少なからず居り、また発表者が研究成果に十全の自信を抱くことはまずありません。直截《ちょくせつ》な質問はしばしば悪意あるあげつらい、発表に対する攻撃と感じさせるので、質問するときは、まずは発表内容をほめます。どんなにその内容に同意できずとも、ほめる。「先生のご発表ありがとうございました。非常に感銘を受けました」など、まるで曖昧なものでかまいません。これはヒト的音声コミュニケーションと理解すべきです。

最初から「その解釈には次のような視点が欠けています、――」と切り出すと、大抵は「個人攻撃」だと受けとられます。いかに質問者の意見が正しく、発表者の方に誤りがあってもそうです。質問自体はしばらくすると忘れ去られても、「悪意ある」質問をしたという印象だけは、質問を受けた人に一生憶えられている。痴呆状態にある人が、そばの人に厳しく訂正されるときに起こす情動反応といささかも変わりません。

家庭では、音声コミュニケーションは空気や水のように大切です。夫が毎日くりだす会社のグチを、毎日すべて聞いてあげて「理解」し慰められる伴侶は、まずいないでしょう。たまにならともかく、始終同じような愚痴を聞くのに疲れてしまい、「意気地がないのね。ウジウジしているからいけないのよ」と反発した場合の結末は、いうまでもありません。ここで肝要なのは、断じて「理解する」ことではありません。むしろ積極的に理解はせず（右から左へ聞き流す、という形容もあります）、やさしい声音（音声）で、うなずいてあげる。これができないヒトは、ゲラダヒヒにとくと学ぶ必要があるでしょう。もちろん理解し、かつ傾聴できる人もいて、そのような方は、「ひたすら共感をもって聞くに徹する」を流儀とする心理療法家になる素質があります。

笑顔はなぜ大切か

コミュニケーションの情動的側面の重要さについて話しましたが、コトバにも音声（聴覚）にもよらず、視覚に訴えて、ある種の情動を誘起させることも可能です。向かいの人がアクビするのを見ると、こちらもアクビしたくなる現象は憶えのある方も多いと思います。その時経験している情緒は、くつろぎ、退屈、ねむ気、くたびれなどであって、怒り、悲しみ、歓喜といった激しい情動ではありません。あくびの「被感染者」は感染《うつ》される時には、憤怒などの激情から解き放たれた状態にあります。

認知能力の低下した人でもそうでない人でも、外国人であっても、その相手と視線があった瞬間ニコッと笑顔をつくってあげると、ほとんどの場合に笑顔が返ってきます。

今までの経験では、文化的差の認められない普遍的な「反射」です。この反射が重要なのは、ウィリアム・ジェームスが指摘しているように、表情筋の運動、たとえば笑顔をつくることによって「たのしい」「うれしい」などの情動が誘起される事実があるからです。

わたしたちは、怒る理由があるから怒る、楽しい事情があるから笑顔になる、と理解しています。しかし文化人類学者は、その反対を示唆する観察をいくつも報告しています。たとえばウトゥク・エスキモーの住む地域や南太平洋のある地域では「怒り」が認められません（註②）。文化心理学的研究によると、感情表現はそれぞれの文化において受容され、継承されてきた筋書き（スクリプト）を演じているのであって、文化を超えた普遍性は認められないといいます（註③）。また同じ怒りであっても、その程度には文化的な差がある。アメリカの大学生の怒りの方が、日本人大学生の怒りよりもはるかに激しく、かつ持続的であることなどが明らかにされています。

話をもとへ戻しますと、視覚的に感情が伝達されるとすれば、一日を楽しい気分でスタートし、それを持続させることも可能です。これは認知能力が低下したグループホームの人でも、そうでない普通の家庭の人でも適用できます。あなたの身近な人の朝のムードを観察してみると、起床直後は、どのようなムードでスタートするかがまだ定まっていない場合があります。快眠による爽快な気分をもてる人は幸福ですが、そのような人はむしろ少数派かもしれません。今朝はどういう気分になるか判らない段階で、笑顔反射を起こしてあげることは簡単にできます。

反射による楽しい情動をつくる試みは、朝だけではなく一日中有効のようです。職場、飲み屋、公衆便所、家庭の別を問いません。これらの場は、ある種の連帯意識をつくりやすいことで共通しています。重要なのは、反射を誘起せしめる対象に対して一貫した態度を取ることです（それが愛と呼ばれる意志であるように思います）。今日はニコニコしてあげた対象に対して、明日には不機嫌でブッキラボーな言動は厳禁。ヒトでもイヌでも、社会生活を営む哺乳動物は、相手から一貫した、したがって理解し得る態度を期待しているように見えるからです。

ひとつ警告しておきます。この貴重な「情動誘起」の試みは認知能力の低下した高齢者に対しては、まず一〇〇パーセント適用できます。いくつかの途上国でも子どもたちの輝くような笑顔に感激させられました。アメリカでも、老若男女を問わず非常に高率で有効でした。しかし、認知能力は落ちていないとうぬぼれているらしい若い日本人女性には、時として禁忌であるのは残念です。孤立した不安な魂は、見知らぬ人からの刺激を反射的に「ハラスメント」と即断する傾向があるからです。

ブッシュ大統領の「痴呆老人」的反応

情報共有と情動共有。コミュニケーションにおける二重構造は、認知能力の低下した人との関係づくりにあたり、いつも意識すべき点であるようです。

かつてシャープだった父親の頭脳が衰えてきたのを、傍で見るのは辛いものです。少しでも衰えを遅らせようとアリセプト（アルツハイマー病患者の記憶保持作用があるとされる）を服用させたり、いろいろ教えこんだり（つまり情報を提供する）。しかし孝行娘の努力は効果を表さないばかりか、父は迷惑そうな、ほっといてくれという態度をとり、娘は思わず声を荒らげて「叱咤激励」する。認知能力の低下した人へのコミュニケーションは情動型で、という原則から気づかないうちに逸脱してしまうのです。

老人施設やグループホームでの観察は、「認知能力が衰えた老人は敵と味方を峻別する」という経験則を導きだしました。偽会話を楽しむ「なじみの仲間」内でも、「そんなことあらへん。ほんまはこうよ」などと反対したらすぐ仲間はずれになります。

しかし、わたしたちは情動的反発力がどんなに強いものであるかを意識していません。自分は痴呆ではないと確信する人たちであっても、結局は、情動によって動かされている場合が多いことに気づかないのです。

○一年に起きた9・11事件の後、アメリカのブッシュ大統領は全世界に向かって、「我々の味方でない者は敵だ（You are either with us or against us）」と態度表明を迫りました。これは、パニックに陥ったときの認知症の老人の反応とまったく同一です。ドイツ、フランスなどEU諸国の主な反応は、「灰色の世界を白黒に分けようとする」カウボーイ外交への嘲笑でした。もちろん彼らは正しいのですが、ブッシュ氏らアメリカ人が受けたほどの衝撃、不安、恐怖、憤怒が入り混じった強い情動を経験していません。

「判断能力」を超えた強い不安、恐怖、屈辱、憤怒を感じたとき、見境なく白黒を決めようとする衝動が生ずるのは自然なことで、「痴呆」であれ「非痴呆」であれ、変わりません。認知能力が低下している人では、問題に対する対応能力が減少している分、パニックが起こりやすいだけです（もちろん「なじみの仲間」から離れて「敵対的関係」にある家族の許に帰った老人が示す夜間のせん妄は、9・11事件後にアメリカという超大国に生じた妄想と幻覚、破壊行動に比べれば、容易に受容し得るたぐいの現象です）。

しかも、情報共有というコミュニケーションの本来的働きにおいて、表面に現れていない情動が強く作用し、情報のとり込み方に影響を与えていることが判ります。表現を変えれば、ヒトはその情動に支配され、自分にとって都合のよい情報を選択し、それを信じる傾向があるのです。ブッシュ政権は、イラクに大量破壊兵器があること、フセイン政権がアルカイダと反米的テロ行為において協同していたことを理由に、イラクを侵略しました。そのような情報は、〇三年秋には自国の調査機関でさえ否定しましたが、〇四年九月になっても、アメリカ国民の四二パーセントがサダム・フセインは9・11事件に直接関与していると信じていました（註④）。

とすれば、認知症の老人にかぎらず、日常の場面において、情動的コミュニケーションの方がしばしば情報的コミュニケーションより実質的な効果を示す、という現象は説明がつきます。恥辱、憤怒、恐怖などの情動に訴えるコミュニケーション手段は、一方では宗教原理主義者の支持を基盤にタカ派大統領を再選させ、他方では同じく宗教原理主義者から自爆テロリストを生み出しています。

痴呆状態にある人と「心を通わす」とは、記憶、見当識などの認知能力の低下によって彼らに生ずる「不安を中核とした情動」を推察し、それをなだめ、心おだやかな、できれば楽しい気分を共有することです。そのためには細かい行動学的観察に基づく個別化された接近方法が必要ですが、しかしまず、自分は彼らと連続した存在であり、彼らは、実は「私」であるということを確信しなくてはなりません。

個人史をたずねる

研修医たちは、わたしの子どもというより孫の年齢に近く、皆おおむね素直で勤勉です。素直でも勤勉でもなかった自分の研修医時代を思い出すと、内心忸怩たるものがあります。しかし素直すぎて、恍惚とした表情で聞き入られたりすると、宗教家の説教で催眠術にかけられた善男善女が目に浮かぶようで、これはいけません。

ときには歯ごたえのある者もいて、コミュニケーションは情報共有よりも共に楽しむ情動共有が重要である、などと得意げに講釈しますと、「ですが先生、『今晩デートする』という情報を共有できなければ、共に楽しむこともできません」と切り返してきたりします。この若者も見込みがあると思いましたが、ここでは研修医に教える認知症の人とのコミュニケーションにおいて、いくつかの重要な技法を披露します。

まず研修医には、認知症の老人とのコミュニケーションに必要なのは、老人の今住んでいる「世界」を知ることだと前置きします。次いで、研修医との意思疎通に必要と思われる個人史を聞きます。生年月日、生まれた処、小中高大などの学歴、得意な科目、友人や周囲との関係、趣味について、将来において専攻したい医療分野とその動機、病歴と病気中に考えたこと、学んだこと、両親は健在か、どのような仕事についているのか、家族的な病気はないか、兄弟は何人で何をしているか、祖父・祖母で認知症の人がいるか、どのようにして痴呆状態にあることが判ったか、家庭介護がなされているか、なされていれば何が大変か、自分自身はどのように関与しているのか――。

気づかれた方もいると思いますが、これは患者さんの病歴、家族歴、生活歴を聞くのとまったく同様です。わたしは指導医として、研修医がどのような「世界」に住んできたかを知り、彼に自分の世界がどのようなものかを改めて意識させる。もちろん個人史を聞き出すには配慮が必要で、積極的に自分のことを語りたい研修医なら適当にあいづちをうつだけで話は展開しても、ためらう人にはこちらの個人史を話すなどして、お互いが「同類」であるという信頼感を醸成しなければなりません。

次いで患者さんの病歴に移ります。入棟する方は、家族や他の施設がもてあました人がほとんどですから、どのような行動がもてあまされる原因なのかを見定め、病棟に移ってからどう変化しているのか情報を集めます。「手に負えない」と家庭や他施設で問題にされる行動はおおよそ決まっていて、家庭では、

（1）性格が変わってきて、訳のわからないことに激高する。家人に暴行を加える。ときには刃物を突きつけたりする

（2）妄想がつよくなる。徘徊し、近所の家の戸を叩いたり叫んだりする。食事に毒が入っているとして家族のつくる食事を拒否する

（3）ゴミや新聞紙など色々のものを集め、部屋一杯にする（独りで暮らしている場合に多い）

（4）異物を食べたり、排泄の管理ができなかったりする。弄便がある。入浴を拒否する

などが代表的なものです。

施設では、

（1）介護に頑固に抵抗し、職員に暴力を振るう

（2）夜間せん妄が続き、ベッドから転落するなど介護の目が離せなくなる

（3）異性に対ししつこく接近をはかる

など、やはり施設の限られた介護能力を超える例が多い。

研修医に指摘しておかなければならないのは、以上のような異常行動が起こる場合、家庭でも施設でもどういう介護上の対応をしているか、明確には病歴に記されていないということ。病歴を患者さんから聞き取ることは客観的な意味では望めないので、周囲で介護する人の話により病歴が構成されますが、彼らが患者を怒らせたりいじめたりする可能性を考慮に入れる用心が重要です。なぜなら病棟で少し鎮静するだけで、特別なことをしなくても、環境に適応していくことがままあるからです。

体の位置と敬語

ベッドに横臥《おうが》している人に対して、上から見下ろすような接し方ではコミュニケーションはとれません。顔を相手の頭に近づけ、耳もとに語りかけるような気持で、ゆっくり、おだやかな口調で名乗り、具合をたずねます。難聴の人が多いこともありますが、耳が遠くない人では声をひそめて囁いたほうが通じやすいことがあります。その際、常ににこやかにそしてゆっくりした態度であるべきです。

研修医には、まったく言葉も風習も知らない異国の人と接する場合、どのように意思疎通を図ったらよいかを考えさせます。しかも、そこの人々はかつて侵略された経験があり、見知らぬ人に対して不安と警戒心を抱いていると仮定させる。とすれば、言語的コミュニケーションの比重は小さく、穏やかな態度と笑顔でこちらに害意がないことを知ってもらうしかありません。

老人に質問をするときは、「夜はよくお休みになりましたか」「痛いところはございませんか」など、原則として「はい」「いいえ」で答えられるような事項から始める。そして患者さんとの初めての接触では、日本語の敬語体系の利点を十分活用します。敬語を用いるのは、日本の言語文化において生きてきた、そして現在は認知能力低下によって不安を感じている人に対して、自然な治療的効果があるように思います。日本語は年長者に対する尊敬を明瞭に表現できる点で、東南アジア（ジャワ、タイ、ブータンなど）の言語文化圏と共通しており、年長者の誇りを守る心理作用があるようです。

痴呆になっても周辺症状を現さずに高齢者が暮らす沖縄農村では、はっきりした敬老的言語構造が認められました。「それを取ってくれ」と年下の人に命ずるときは「トレ」、同年輩か少し年上なら「トミソーレ」、年長者には「トテクミソーレ」とごく丁寧になるのです。武士や貴族の整然とした敬語体系ではないにしても、能の台詞に残されたような古い日本語の優美さが感じられます。

座位（車椅子など）の人に対しても、横臥位の人と同じような接近が有効です。椅子に腰掛けた（時には胴体を固定されている）人の前に突っ立つ、あるいは中腰で相対すると、相手を警戒させることがあります。もっとも受け入れられやすいのは、自分も椅子をその人の横に持ってきて、相手の聞こえる耳の側に位置をとるやり方でしょう。

これには三つの利点があります。第一に、並ぶようにする位置関係は、自然な一体感ともいえるつながりをつくるらしい。幼稚園児にお母さんと一緒の図を描かせると、大多数はお母さんと並んで手をつないでいる図になります。親しい人との自然な位置関係は、相対峙するのではなく、二人が一緒に同じ方向を向いているもののようです。やまだようこ氏によれば、物に対する時と人に対する時では関係の持ち方が基本的に異なるのであって、物は「とりにいく」対象であるのに対し、人は共に「うたう」ことで間柄をつくるのだそうです（註⑤）。孤立した不安な子どもに帰りつつある人とは、並んで「うたう」ことで、同じ場所に溶け込んだ一体感が生まれるのではないかと期待されます。当然、その時も穏やかなゆっくりした調子で話し（うたい）、動作します。さりげなく手を相手の背にまわし、さすってあげるのが有効なこともあります。

第二に、こちらの声が聞こえるので、聞こえない場合より不安が少なくなります。難聴の人の多くに嫉妬妄想があるということからして、相手の声が聞こえ、「意味」よりも一種の「あたたかさ・善意」が伝わることの心理的重要性が推察できるでしょう。

第三に、気性が荒く、凶暴な患者である場合、正面にいると腕を伸ばしてひっかいたり、叩いたり、つばを吐きかけたりすることがあります。しかし、自分の肩先にいる人に対して暴行を加えたりはできないものです。

相手の世界へのパスワード

説明だけだと半信半疑でも、大声で何かを叫んでいた患者さんの傍に行って、一言、二言声をかけるだけでぴたりと静まり、ニコニコし始めるのを見ると研修医も驚くようで、後になって「先生、ものの見方ががらっと変わりました」などと言います。

いま例に出した患者さんは、ベトナム戦争中に報道カメラマンとして活躍された方で、彼が人生でもっとも生きがいを感じていた頃の話をこれまで数回伺いました（こちらはなにしろ個人史を聞くのを好むのです＝註⑥）。報道写真家としてまったく言葉の判らない外国の田舎で短期間に言語を習得し、現地の人と仲良くなったり、狂犬病にかかったりと、じつに活動的な生涯です。またそれにより国際的名声を得たことに、大きな誇りを抱いていた。とすれば、中程度の痴呆状態であるとしても、彼の回帰したい世界、そこへ入るためのパスワードは推察できます。叫んでいる彼の横に行き、白衣のこちらを認めて一瞬静まるやいなや、こう唱えるのです。「○○さんは国際的に有名なフォトジャーナリストです」と研修医に紹介するだけで、彼はにこにこしはじめます。研修医には、彼が自慢気に何回もくり返す話に耳をかたむけてもらいました。

「世界を開くパスワード」というと、アラビアン・ナイトの『アリババと四〇人の盗賊』を思い出す方もおられるでしょう。野球やゴルフ、碁や園芸、音楽や文学でも、つよく興味を抱いている対象が話題になると、思わず目が輝いて身を乗り出すのは、わたしたちにもある自然な現象です。

わたしたちにも、それぞれの「世界」があります。しかし、わたしたちと痴呆状態にある人たちとの違いは、わたしたちには現実的感覚をもって生きられる他の世界があるのに対して、彼らの場合、現在の「世界」だけが真実であって、他の世界が灰色の霧の中に隠れているらしいことです。

ある時病棟に新潟出身の方がいました。学徒兵として徴兵され、終戦後は大会社の経理の仕事をし、三〇歳で結婚、子ども一人、六五歳まで勤めて、定年後は夫婦とも悠々趣味の生活を送っていた。八年前に奥さんが亡くなり、四年前から息子と二世代住宅に住んでいたが、一年ほど前から認知症を示唆する症状が目立つようになった。歩行がおぼつかなくなり、排泄管理も困難になったため老健施設に入所したものの、くり返し夜間せん妄を起こしてベッドの上に立ち上がったりするので転送されてきた、というのが病歴の大要です。

彼は病棟では事件を起こすこともなくおちつきましたが、集会室では他の患者と交わることなく、いつも呆然と中空を見上げていました。細面で鼻が高く、柔和な目。パスワードを探す目的で俳句にふれると（俳人高野素十が新潟大医学部教授だったこともあり、新潟は俳句が盛んです）、半ば閉じていた目を突然開きました。こちらがうろ覚えの一茶の句を口ごもると、さっと下の句を言ってくれる。芭蕉でも蕪村でもそうなので、わたしは先生の添削を受ける生徒みたいな気分になりました。

彼は素十の句会にも参加していたそうで、「木犀の　かおりをのこし　素十逝き」が師匠への追悼句です。芭蕉の「荒海や　佐渡によこたふ　天河」を引用しますと、「私はこんなのをつくりました」といって示したのが、「荒海の　大夕焼に　佐渡を置き」。

わたしは句の評価はできませんが、雄大な光景は目に浮かびました。

俳句といえば、正岡子規で有名な松山出身の元俳優の九十翁がおられました。さぞ人気があったのでしょう、四、五〇歳も年下の女性たちが見舞いにやってきました。小学校から句作をさせられたそうで、久保田万太郎の「秋風や　水に落ちたる　空のいろ」を引用すると、「ウン、水に落ちたる、が良い」などと俳人風にコメントします。小柄でチャーミングな女性の研修医を紹介し、引用したばかりの万太郎の句を言いますと、「うん、それは俺の自信句だ」と宣言されました。生命力の源がここにあるのでしょう。

研修医が痴呆状態にある人の「世界」を推察するには、認知症がどこまで進行しているかを知らなくてはなりません。知力低下が進むほど、その人の「人格」は若い時分に戻っていき、当然、その世界も複雑な構成から幼児期を思わせる単純なものへ遡っていきます。この現象は、わたしには「わたしたちはなぜ人格をもっているのか」という疑問にも関連しているように思えますが、このことについてはあらためて述べます。

長期入所が可能な施設では、入所者の経歴に応じて多様な「世界」の存在が窺われると同時に、その「世界」をこころの拠りどころとして、周囲に適応していくことが判ります。室伏先生が報告された例では、徘徊ともの盗られ妄想が強く、他の入所者から敬遠され孤立していた「中程度痴呆」の高齢女性が、ふとした機会に茶道の心得があることが分かった。パスワードは「茶の湯」です。施設の人たちは彼女に頼んでお茶会を開き、お点前《てまえ》を披露してもらい、職員と入所者もそれに参加しました。これをきっかけに、彼女は周囲の人たちとのつながりができ、症状が落ち着きました。

わたしが知る長野県の農村の高齢女性の例でも、春になって畠仕事が忙しい季節になると、いきいきと働き始め、夏には真っ黒に日焼けして作物を次々に近所に配ります。ところが秋から冬の農閑期になると、時間の見当識も失われ、被害妄想めいたものも現れてくるのでした。

このような観察例からは、いずれも、人間が人格的まとまりを保ちながら生きるために、「自信」「誇り」「自尊心」といった、現在の「自我」を支える心理作用あるいは「自我防御機制」が働いているのが窺われます。それは通常は意識されない深層意識に属する働きであると解釈することもできましょう。したがって研修医には、認知症の人に接する場合は、最大限の敬意を払って近づくのが、もっとも「自然」で、実際的な態度であることをくり返し話すのです。

第四章　環境と認識をめぐって

彼らの原則

記憶や認知能力が、社会生活を営めないほど低下した人々の「世界」とは、どのようなものなのか。認知能力がすでに障害されつつあることを自覚している筆者は、それを窺うにあたり、ユニークで適切な位置を占めているように思います（なにしろ彼らの世界の入口に立って、後ろを振り返って現場報告をしているようなものですから）。

研修医には、記憶と認知の働きが衰えた人の世界を解釈する思考手続を説明していますが、そこにはいくつかの解釈上の原則が含まれます（ここでの「原則」とは、わたしが便宜的に採用しているだけで、それ以上のものではありません）。

【環境世界】：ヒトはまったく同じ環境に住んでいるように見えて、それぞれに別の意味を見出し、自分なりの「環境世界」に住んでいる（これについては次節で述べます）。

【最小苦痛】：ヒトは与えられた環境で、本人にとってもっとも苦痛が少ない状態で生きようとする。もし現在苦痛の多い状態にいるなら、より苦痛が少ない状態へ自分を変化させるよう努力する「適応」への力が働く。逆に苦痛なく生きていけるかぎり、ヒトは勉強せず、働きもしない（労働せずとも飢えはしない社会では、ニートやフリーターが増えるのは当然の現象という解釈が成り立ちます）。

【根本煩悩】：ヒトには自分を中心にして世界があるという思いこみがあり、どうしてもそれに気づかないらしい。大乗仏教の深層心理学である唯識では、マナ識の根本煩悩を「無明《むみょう》」と呼ぶが、認知能力が衰えると、ある段階まではこれが亢進するように見える（唯識の深層心理学については後ほど簡単に説明します）。

環境と環境世界

わたしと研修医が、病棟の集会室兼食堂の壁際で話しています。何人もの患者さんが車椅子でテーブルを囲んでいたり、ソファに坐ってテレビを見たりしています。呆然として虚空を見上げたままの男性や、たえず何かを呟いている老女もいます。

「君、我々は今同じ部屋にいるから同じ環境にいるよね」

「はい、そう思います」

「では我々は同じ世界にいるのかい」

ここで大抵の研修医は困った顔をしますが、すぐに「いいえ、そうではないと思います」と、まずはほとんど正答を出します。

二〇世紀になって、生態学者ヤーコプ・フォン・ユクスキュルは、「環境」と「環境世界」は違うのであって、同じ環境に居たとしても、生物によってその環境から取り出す意味は違うと主張しました（註①）。その有名な例が「ゾウリムシ」の世界です。ゾウリムシは体表面に細かい繊毛が生えており、水中を遊泳しています。何かにぶつかって、それが食べられない物だと遠ざかり、逆にエサである腐敗バクテリアだと、これを食べる。ゾウリムシにとっての世界は、「食べられるもの」と「食べられないもの」で成立しています。「世界を仮構する」というフレーズが実感されると思います。

もっときれいな喩えでは、野原に美しい草花が咲いていて、それを胸に飾ろうと少女が摘みました。花と花茎は装飾の対象です。しかし花と地面を往復するアリにとって花茎は通り道、茎から液汁の供給を受け泡の家をつくるアワフキムシの幼虫にとっては建築材料、さらにこの草花を食べる牛にとっては餌になる。先述した一水四見の喩えのとおり、同じ環境でも、その環境のもつ意味、つまり環境世界はまったく異なるのです。

これはヒトであっても同様です。子ども好きにとっての子ども、異性に惹かれる青年にとって若い女性は特別の存在です。他方、わたしの知る成功した実業家はこう言いました。「女、子どもと喋っても金にならん」。

ユクスキュルは、あらゆる生物にとって「ただ主観的現実のみが存在し、そして環境世界のみが主観的現実である」と結論しました。つまり、生物は環境中の無数の潜在的刺激のうちから、その生物固有の受容器（リセプター）に合うものだけを選択的にとり出して反応する。合わない刺激は無意味であって、存在しないのと同じです。認知症の人が経験する環境世界は、記憶も、ある物が何であるかを認知する働きも衰えていますから、当然、なにか変わったものだということは想像ができます。ユクスキュルは、この点についても参考になる観察をしていました。

見ているもの、ではなく、見たいもの

彼は、この表題の現象を「探索像が知覚像を消してしまう」と表現しています。ひらたく言えば、見ているものの代わりに、見たいと思っているものを見るということ。彼

には、その個人的経験例がありました。

彼は友人の家にしばらく滞在していました。毎昼食時、陶器の水差しがテーブルの上に置かれていたが、ある日召使いが誤って割ってしまい、ガラスの水差しが代わりに置かれた。彼は水差しを探したが、ガラスの水差しは目に入らない。友人に水はいつもの場所に置いてあると言われて、突然ガラスの水差しが目に入ったのです。

これは俗に「見れども見えず」という現象ですが、何かものを見て、それと認知するためには、見る側の「意図するイメージ」と「見られるものの形」が一致したときに初めて可能であることを示唆しています。意図するイメージとは、哲学者ブレンターノが言い出した「志向性」(intentionality) と同義でしょう。

しかし、直前に見たり聞いたりしたことも憶えていないほど記憶力が低下すると、「意図するイメージ」自体が曖昧になり、その結果、神経心理学者山鳥重氏が「注意障害」(confusional state) と呼ぶのと似た状態が生じます(註②)。つまり、何かの「意図」はあっても、それをある対象に向けた「注意」として持続させることができません。

また「意図」が残っていても、イメージ自体が忘れられると、二通りのことが起こり得ます。第一に、何かが見えても、意味のない背景の一部になってしまう。電車のキップを手にもっているのに、それを忘れてバッグの中をあさっているのは、手に握ったキップは見えているのに見えていないのです。第二に、自分がかつて住んでいた環境で形成され、意図されたようなイメージで現在の環境を覆ってしまうことです。

環境世界において、ある生物は自分が生きるために意味のある刺激を「選択的」に取り入れ、無意味な刺激は拒否（無視）するといいました。ゾウリムシはその単純例ですが、ここでの「意図」とは、生物が環境世界で働かせる「選択性」であるように見えます。もちろんヒトの場合、周囲のヒトと共に社会生活を営むため、その行為はゾウリムシとは比較にならないほど複雑です。しかし究極には、生存に必要と感ずるものに選択的に注意を向けなければいけない。それが「意図する」ということです。

コトバで世界を形成している

「痴呆病棟」の集会室を、自分が働いていた工場だと思いこんでいることなどがあります。先に述べたとおり、注意障害と呼ばれる現象で、かつて我が国では「錯乱状態」とも呼ばれていました（註③）。

わたしは、痴呆状態で観察される注意障害に似た現象とは、その人の「意図するイメージ」が、現実の環境を覆いつくして自分の環境世界を創りあげている状態、と解釈しています。実際、ベッドや注射器、医師と看護師がすぐそばに見えているのに、平然として「自分の家にいる」、看護師を「自分の娘だ」などと言う場合があります。

こういう人たちの言動を、日々くわしく行動科学的に観察したのが阿保《あぼ》順子氏です（註④）。青森県の公立精神病院痴呆病棟での話を、要約して紹介します（ここに登場する人たちは、ほとんどが中程度か重度の知力低下があります）。

【Cさん　八二歳・女性】夫と死別後、自分で会社を切り盛りした品のいい女性。

デイルームの中央に置き畳があり、まん中には昼寝の人、畳の縁に何人かが腰掛けて、話をしたりボーッとしたりしている。彼女もそこに腰掛け、隣の老人と会話しているが、中身のある話ではない。観察者（阿保氏）がそれとなく聞くと、「公民館さ集ってくる人だもの、そんなこみ入った話はできない」と言う。彼女にとって置き畳は、自分の家がある地区の「公民館」であった。

また、廊下を歩いていて床のリノリウムの模様の変わり目に来ると、町のある地区に来たという。廊下の消火栓の赤く光るランプを指さし、「駅前さ来た、もうすぐだの」とニッコリし、病室の扉を開けようとするが、日中は鍵がかかっているので開かない。「あれ、開かない。へば二階さ行くか」と呟いて反対側に再び歩くが、途中で看護師に出会うと「二階さ、カーディガン置いているんだけど」と訴える。

彼女にとって、病棟のデイルームや病室、廊下などは、かつて暮らしていた町の縮小版。つまり彼女は寒いのでカーディガンをとりに行くため、公民館から自宅に向かったが扉が閉まっていて入れなかった。看護師は困ったときに助けてくれる人です。

それだけではない。彼女は車椅子に坐っている八一歳のKさんを自分の夫と思っていた。

ところがなかなか二枚目のKさんを、別の女性Sさん（結婚歴はない）も自分の夫だと思っていた。Kさんが畳の上でSさんに膝枕をしてもらい、Sさんは愛しげに顔や頭をなでている。Cさんは二人の近くに居たのだが、観察者に、Sさんは夫（Kさん）が以前お妾《めかけ》さんとして世話をしていたが、最近金に困っていて、昔のよしみで金を無心に来ている図々しい女だ、と語り、Sさんの方をジロリとにらんだ。

記憶力と認知能力の低下が、もはやわたしたちが体験していると信ずる環境世界とは明らかに異種の環境世界を創造しています。この事例は「一水四見」が喩えではなく、現実であることを示唆していますが、にもかかわらず、その世界は了解可能です。

近代記号学の祖ソシュールは、コトバの働きを、模様のない世界という砂地に網目模様をつくる（分節化、区分化する）ことにたとえました。Cさんの語る環境世界も、コトバの世界形成作用により現れた世界像です。しかし彼女の場合、世界を構成する網の目の中の意味内容が、わたしたちが共有する意味内容と明らかに違うため、その仮構性が際立っているだけなのです。

ある区分されたスペースをCさんは公民館、観察者は置き畳だと思いますが、世界をコトバで「分節する（区分する）」という操作においては同じです。また（夫を亡くした）Cさんは他の男性を自分の「夫」と考え、それなりのケアをしている。他の女が「夫」といちゃついていても、かつての妾だから仕方がないと許容します。つまり、社会生活でつながりの基本をなす夫婦という区分化はなされているのです。

以上からうかがわれるのは、記憶や認知能力の低下が相当程度まで進行しても、社会的動物としてのヒトは、社会的単位としての家、公民館、工場、夫婦、仲間といった分節をする「意図」を維持しつづけるらしいということです。

最小苦痛の原則

阿保氏の報告は、筆者が読んだ限りでは、もっとも優れた痴呆老人社会の観察記録です。そこで目立つのは、この社会の穏やかさです。自分の夫と思いこんでいる男性と別の女性が仲良くしている（この女性も自分は彼の妻だと思いこんでいる）のに、「夫の昔の妾が金を無心にきている」と言うだけで、テレビドラマのような派手な立ち回りはありません。阿保氏は、以上を含む多くの観察からいくつかの示唆を得ております。

第一に、痴呆状態にある人々の病棟生活は、若い頃の生活の「再現」ではなく、彼ら自身が「自分で構成した虚構の現実」を今、生きている。

第二に、無関係の人を自分の夫あるいは妻と思い込む人間関係の形成は、自分が自分「自身であることを確認させてくれている」。

第三に、「妾」が「夫」を目の前で愛撫しても、怒ったり叱責したりしないという一方通行的な関係で事足れりとしている。それは、この虚構の人間関係を壊してしまうことは、「感情において自分をしっかりと確認させてくれる妻や夫」という存在を失うことに他ならないからである。「痴呆老人たちは、よく知っているのであろう。深入りすれば、せっかく作り上げたバーチャル・リアリティの世界が消滅してしまう」（以上、阿保氏）。

見事な解釈だと思います。注目していただきたいのは、ヒトはもっとも苦痛の少ない状態を選ぶ、という最小苦痛の原則がここでも働いていることです。

しかし、痴呆老人はどこのレベルで苦痛の程度を知るのでしょうか。表層意識での論理や推理はすでに衰えているので、彼らがそれを知るとすれば、「感情において自分をしっかりと確認させてくれる」、情動という深層心理領域においてだと考えられます。つまり彼らは周囲の他者との関係において、実質が曖昧でも、形式が整うならば情動的苦痛は少ないように見える。情動的コミュニケーションは、実に奥が深いようです。

「思いこみ」を支える深層意識

赤の他人を自分の連れあいと信じる思いこみは、記憶や認知能力が維持され、それによるフィードバックがなされていれば起こりません。通常の知力による裏づけ、思考や認識を営む表層意識がきちんと働いていれば生じえないことです。とすると、「思いこみ」の背景には、深層意識の働きを想定するのが自然ではないでしょうか。

さて、この現象を説明するためにもっとも適切な深層心理理論として、仏教の「唯識」について、できるだけ簡単に説明してみます（註⑤）。唯識では、わたしたちの五感（視覚、聴覚、触覚、味覚、嗅覚）と意識という表層の六種の精神感覚作用の他に、深層意識（無意識）の領域での二種の働きを想定し、それをアーラヤ識、マナ識と呼びます。

「識」とは大ざっぱに心の働きのことです。

第一に、アーラヤ識は深層意識の最下層にあって、自己と自己以外のすべての存在、つまり「世界を仮構」しています。主体（自己）が在り、客体（対象）が在るという認識の基本構造は、「心理的な仮構・仮想にすぎない」わけです。アーラヤ識は深層意識で働くので、主体（自己）の認識がそれにより仮構されたものだという事実には気づかない。つまり、すべての生物はその仮構する世界（つまり環境世界）こそが現実の世界だと思っているということです。

アーラヤ識が世界を仮構する働きは、情報の種子《しゅうじ》として蓄えられます。アーラヤ識は「情報集積体」とも意訳されますが、その情報は、まず「生命情報伝達」と「生命維持」の働きにかかわるものです。私たちは目覚めているときでも眠っているときでも呼吸・

循環・消化などの生命活動は維持されています。生命活動を展開・維持させる情報はまた両親から伝達されなければなりません。いうまでもなく生命科学では、生命維持作用や生体の形質発現についての情報は、遺伝子に集約されていることが確かめられていま す。唯識の思想家たちは瞑想を通じた自己観察により、一七〇〇年も前からアーラヤ識に「集積された情報群」があるという推定をしていました。

第二に、アーラヤ識の種子は、記憶された情報源として現在の認識や行動に影響します。一方、わたしたちの五感と意識、それにマナ識、つまり七識を使った現在の行為（「現行《げんぎょう》」と呼びます）の影響は、逆にアーラヤ識に種子として刻印される。この過程は、花の香がしみつくことに似ているので「薫習《くんじゅう》」といわれます。現行と薫習がくりかえす相互影響は、一瞬一瞬生じては消え、起こっては消える活発な循環過程であり、行為は種子として記憶され、記憶はすぐに次の行為に影響するのです。

現行と種子の相互影響は、コミュニケーションにおける情報と情動という二重の刺激作用においても観察できます。たとえば認知症の人に強い情報刺激を与えると、「情報」として理解されずに、不安や怒りを起こす情動刺激の種子としてしっかり薫習されます。したがって不快な情動刺激を与えつづける家人は、ついつい攻撃や妄想の対象にされ、それが昂ずれば「人殺し」「泥棒」に変身させられるでしょう。

さてマナ識は、アーラヤ識の働きを受けて、それを自我（私、私の、私に）への執着で汚染させるといいます。「自我への執着」という汚染は「根本煩悩」と呼ばれますが、この深層心理作用を分析しますと、どうしても自己（自我）という「実体」がいると思いこんでしまうこと（我見）、自己本位に思ってしまうこと（我慢）、自己に愛着・執着してしまうこと（我愛）、さらに、実はそのような自我が存在しないことに気づかないこと（我癡《がち》あるいは無明）から成り立っています。ちょっと分かりにくいでしょうか。

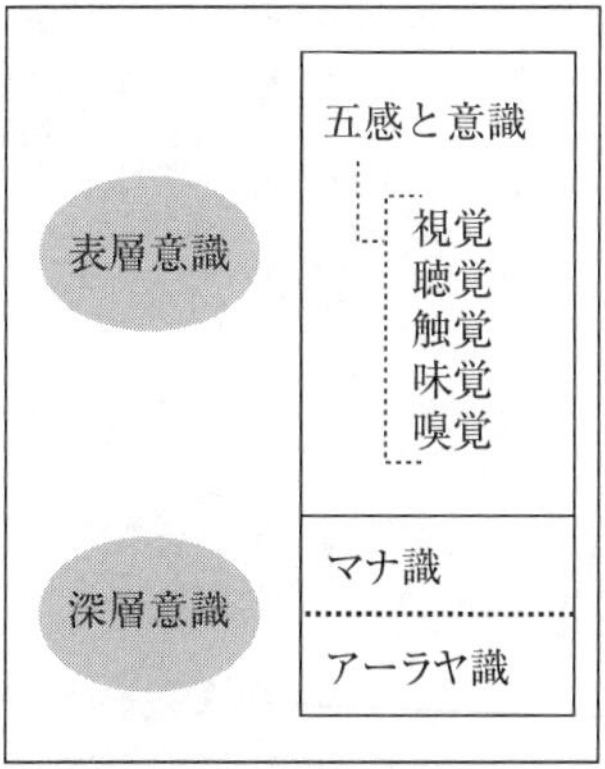

つまり、「私」を「私以外」と峻別し、何をするにせよ自己に執着し、自己本位で、自己が永続的存在であるという深層意識が常時働いているということです。「手遅れのがん」と告げられ脳裡が真っ白になるような衝撃は、「私」に告知がなされた時にのみ起こります。どんなに親しい人でも、「私以外」が同じ宣告を受けたときには感じません。

阿保氏が報告した「思いこみ」という一方通行的

な人間関係のつくり方にも、アーラヤ識とマナ識という深層心理の働きが認められるように思います。まず生きていくために、それなりの世界を仮構する。本当の夫婦ではないのに夫婦だと思いこむ。「私」には夫や妻がいるという仮構は、きびしい人生においてその身体の一部のような、納まりのよい実感であるのかもしれません。長年の配偶者に死なれたときの喪失感、空虚感が、「ポッカリと穴があいた」と形容される事実が、それを示唆しています。

同時に、思いこみがあくまで「自己本位」であることに注意してみます。一般に痴呆症の男性は誇り高く、人間関係を結ぶことが下手で孤高を守ることが多いのです。かつての大将という方が認知症で入院された際、医師は入口で「閣下、入ります」と挙手の礼をしたそうです。それは一面では矜持や誇りとも呼ばれますが、唯識にあてはめてみますと、自己が今も大将であるという思い込み（我見）、おれは偉いという考え（我慢）、そういう自己に気づかぬ我癡（無明）の表現といえます。

思いが生む虚構現実

さて認知症の人たちと、（まだそうではない）わたしたちが世界を仮構する場合、それぞれの世界はまったく不連続で異質なのでしょうか。

ゾウリムシが「食べられるもの」と「食べられないもの」で世界を区分するように、世界仮構はその生物の生命維持と表裏一体です。食べられないものを食べるものとまちがって仮構してしまうと、それは直ちに生命の断絶につながります。ヒトという社会的動物では、社会の救済作用があるのでゾウリムシほど厳しい状況にはありませんが、認知症の人々が仮構する世界でも、同様の生命維持的意味（したがって最小苦痛的）があることは明らかです。では、認知能力が低下していない人間ではどうでしょう。

イラクで米軍の死者は既に四〇〇〇人を超えていますが、〇六年夏、一日で一四人もの死亡が伝えられました。一日の犠牲としては大きいもので、ＢＢＣ（英国国営放送）は、ある戦死者の父にインタビューをしました。父親は沈痛な面持ちでこう語りました――息子の死は悲劇だが価値あるもので、「9・11」をもたらしたサダム・フセインなどのテロリストと戦うという大義に殉《じゅん》じた。言うまでもなく、「9・11」はアルカイダによる犯行であり、フセインとは無関係だったことは、この二年前に米国自身が認めています。

第二次大戦後のブラジルでは、日本が戦争に勝ったと信ずる「勝ち組」と呼ばれる日本人グループが存在しましたが、BBCの報道は、現在でもそれと同様の世界仮構がなされていることを示しました。父親の自己確認的心理としては「息子は大義に殉じた」という形式さえあれば、世界を分節した網目の内容が「虚構の現実」であってもかまわないのです。彼は、今後もその「バーチャル・リアリティの世界」を打ちこわすことはないでしょう。

現実を構成する経験

「外界で見るもの、聞くもの、触れるものが現実を構成している、とヒトは考えている。だが脳は、その知覚することを過去の経験に基づいて組み立てている」

これは阿保氏の「痴呆老人が創る世界」についての解説ではありません。ハーバード大学の神経生理・心理学教授スティーブン・コスリンが、ふつうの人間の認知メカニズムについて最近述べたものです。

「知覚が期待によって左右されるという認識は、認知研究の基本である」

これもユクスキュルの発言ではありません。やはりオレゴン大学の神経科学者マイケル・ポスナーのコメントです（註⑥）。

これらの言説は、両方ともアーラヤ識とマナ識の働きを思い出させます。外界を認識するときは、今まで種子として薫習されてきた記憶と、それにも増して自身の抱く種々の煩悩に影響されざるを得ません。しかも、煩悩が働いているという心理的事実に、まったく気づかないという無明があります。最前線の神経心理学が、古代に洞察された認識論の正当性を追認しているようにも見えます。

「ヒトは見たいものを見る」という現象は、神経生理学者と同時に、哲学者の一部もとり上げています。たとえばオートポイエーシス・システムについての議論がそうで、その構造と機能の論理は、神経システムをモデルにして組み立てられます。オートポイエーシス・システムとは、みずからの構成要素を産出し、その構成要素がシステムをまた構成し、そしてさらにシステムが構成要素を産出するという循環を繰り返すことによって存在するもの、と河本英夫氏は説明しています（註⑦）。

難解なシステム論にはこれ以上立ち入りませんが、注目していただきたいのは、オートポイエーシス・システムは神経システムをモデルにしているので、神経系の働きと酷似している点です。神経システムは、外部からの刺激を受容してそれに対応した反応をするのではなく、むしろそれ自身の能動的活動によって視覚像を構成するところが大きいのです。それを支持する認知生理学的実験はいろいろなされていますが、たとえばハトの色知覚についてのマトゥラーナの研究があります。

ハトの網膜に小さな電極をさし込み、ハトの眼の前に様々な色紙をおくと、それに応じて電極付近のニューロンに電気的活動が観測されます。しかし光の受容器（リセプター）の後ろにある神経節細胞の活動は、光の物理的特性や、スペクトルのエネルギーに対応しないのです。したがって、光の物理的特性に応じて神経システムの活動を生ずる、つまり外部刺激と対応する内部反応という図式は成立しません（註⑧）。

わたしたち自身でも試すことができます。いとしい、恋しいと思う人の顔はいつでも見ていたいものです。今目の前に肉親や恋人がいなくとも、眼を閉じてただちに顔を思い浮かべることができます。わたしの意識を現している心的システムは外的刺激に対応して作動しているのではなく、みずからの産出的作動を反復しているのです。

入力がなくとも作動が継続するということは、外部刺激に依らず、純然たる内的意向によって生じた感覚（幻覚）と区別がつかないことになります。あるものを強く見たいと念ずれば、実際にそのものを見ることは可能である、とするならば以下の幻覚（幻視）の例も理解できるでしょう。もっともこれは、思っただけで見えてしまい困惑した例です。

【Eさん　六十代半ば・女性】　大学教師。散歩中に転んで後頭部を打ち入院した。意識は失わなかったが、病室に入り空中に少し埃《ほこり》が舞っているのを見て「きれいそうに見えるけれど、本当はきれいじゃないのでは」と思った途端、壁紙や天井の塗料がボロボロ剝落しているように見え、カーテンの陰にはネズミが見えた。壁と天井が元に戻った後、「とても殺風景だわ、植物でもあればいいのに」と思ったら、部屋の隅に観葉植物が出現した。それから下の孫娘のことを考えていたら、天井の蛍光灯の所に孫娘が持っているぬいぐるみがずらりと現れた。

「考えたことが幻覚になって現れるんだわ」と彼女には分かったが、分かったところでなくなるわけではない。うっかり「お仏壇の扉を閉めてこなかったわ」と考えてしまい、「あっ、しまった。考えちゃった！」と思ったときには、すでにベッドサイドの棚の中に仏壇が出現。それも棚のサイズに合わせて「縮小」されていた。

以上の幻視は目を閉じると見えなくなり、また二日ほどの間に消滅した。

コスリンが言明したように、脳がその意向に従って過去の経験に基づいた知覚を組み立てるとすれば、視覚以外の聴覚、触覚でも当然起こる現象でしょう。拙著『痴呆の哲学』から要約して引用します。

【Fさん　七九歳・女性】　京都近郊の農家に生まれ、小学校を出た後二六歳まで家業を手伝い、性格は温和で素直。初婚で一子をもうけるが夫と死別し、五八歳で再婚した。夫には成人した三人の子どもがいたが、生活は夫と二人暮らしであった。四年前からもの忘れがひどくなり、もの盗られ妄想が現れるようになった。当初から夫が介護していたが、彼が病気入院したため義理の娘同伴で、松沢病院痴呆病棟に入院した。入院時評価で知力は長谷川スケールで重度低下を示していたにもかかわらず、日常生活での自由度は高く、家事も本人がしていたという。人格レベルも保たれており、言語理解力、言語機能もよかった。古いことはよく覚えているが、近時記憶は重度に障害されており、時と場所についての見当識も失われていた。たとえば、〈ここはどこですか〉と聞くと「京都府相楽郡〇〇町」と答える。医師や看護師の見分けはついており、頭部CTでは未だ明らかな萎縮は認められず、臨床経過像からアルツハイマー型老年痴呆と診断された。

入院当日、彼女はたびたび帰宅を要求し、職員が適当にあしらっていると最初穏やかだった表情が固くなってきた。掃除婦が仕事を終えて帰ろうとすると、一緒に病棟を出ようとする。どなたですかとたずねると、自分は患者ではなく家族だと言いはって病棟をぬけ出し、手段は不明だが自宅に帰ってしまった。義理の娘からの連絡で、病棟医と看護師二人が迎えに行き、「保健所からまいりました」というと、警戒することもなく部屋に入れ、顔を合わせても彼らを見知っている様子はまったくなかった。

寝床が敷いてあり、市松人形が二つ寝かされていた。病棟医は一計を案じ、「ご主人の具合が悪くなりましたので、お迎えにまいりました」と言うと、彼女は「では少しお待ちください。子どもたちに食事させますから」と言い、人形に食事を与える仕草をした。それが終わると彼女は迎えの者と共に帰院し、何事もなかったように他の患者と食事を始めた。

しかし、その後も夕方近くなると帰宅要求が続いた。「母がいるから（京都に）帰らなきゃ、電話してください」と言う。夕食後には他室の訪問が始まり、ある部屋の男性患者を自分の夫と思いこみ、一緒に寝ようとしている。ナースが説明を試みるが、了解不能で興奮し、暴力をふるおうとする。「夫が来て、隣で寝ているのになにをするのよ」と叫んでいるうちにせん妄状態となった。

Fさんを迎えに行った医師によれば、人形は、何度も何度も手にとられ、抱きしめられていた様子だったといいます。着物は手垢でとろとろに汚れ、その顔は日々の頬ずりで黒くなっているものの、市松人形のつるりとした質感は残っていました。

母を恋しがる彼女。「子ども」の世話をする彼女。その言動は、彼女が若く愉しかった時代の人格（わたしはこれを「回帰人格」と呼びます）に戻っていることを思わせます。つまり回帰人格であるかぎり、彼女は自分の行動の意味が理解でき、そしてその意味のつながりをたどって生活をつづけるのです。

彼女にとって、「実年齢」にともなう（つまり周囲が期待する）人格には、記憶や時・場所の見当識の喪失からくる耐えがたい不安が付きまといます。「実年齢人格」を離れることで、不安を回避しようとする強い心理作用が働いても、まったく不思議ではありません。若い頃の記憶を基にして、その時分の人格が仮構する世界を生きているのでしょう。

現実は「事物」でなく「意味」

誰もがそれぞれの世界を仮構していますが、認知能力の低下の有無によって、その方向性には違いが認められます。認知能力が衰えた人は、外界の現実を回避する方向へ、衰えの認められない人では、自分の現実世界を拡大する方向へと向かいます（註⑨）。

記憶する、物を見分ける、計画を立てる能力が低下すると、現実生活を営むことが次第にむずかしくなります。無理して「現実」にしがみつくと、生活のあらゆる場面で強い不安を生みます。絶えず急かされ、間違いや失敗を非難され（本人にはなぜ非難されているかは分からない）、嘲られていると感ずる、情況と絶縁された「内向き」な世界がそこにあります。コスリンの指摘するように、「脳は、その知覚することを（平和な）過去の経験に基づいて組み立てている」というわけです。ここで注意しておきたいのは、彼らにとって「現実」は「事物」ではなく「意味」であることです。

このことは厳密にいうと、認知能力の衰えていない人にも当てはまります。わたしたちは金時計を見ると「金時計」だと認識しますが、それは時計が時間を教えるという意味を知っているからです。時計を使わない文化の人間ならば、ただピカピカ輝くきれいな「もの」としか思わないでしょう。

もうひとつ留意すべきは、わたしたちがコトバを使っていることです。現実の事物、意味を指示するために用いるコトバは、各人が恣意的に思い浮かべる「ある物、事」を指していて、それらはまったく「同一」ではありません。リンゴ一つ思いうかべても、その色、形、熟し方などは各人各様ですし、同様にクルマ、イエなどどれをとっても人によりイメージは異なります。

わたしたちは、コトバを、将棋やチェスのようなゲームのルールに従って用いているのです。将棋では、みすみす相手の駒が待ち構えているところには王将を進めません。同じように、お葬式でオメデトウとは言いません。その場の情況にふさわしいコトバの使い方をします。換言すると、その場の持つ意味（文脈）に「つながる」ようにコトバを選択しなければなりません。

畳敷きの場所を「公民館」、消火器指示灯のある周辺を「駅前」と言うのも、意味のつながりがあることが理解できます。それは認知能力の衰えた老人が過去の経験から再生した「コミュニティー」の姿です。現実においてこれらの事物が、わたしたちが認識する事物と乖離していても「意味」は通っています。Cさんの事物認識が観察者（阿保氏）の認識とずれていても、それを是正する必要は無いのです。しかし世の中の「介護者」には、老人の「事物誤認」を叱り、矯正しようという教育的情熱に溢れた人がじつに多いのです。そのため老人は、せっかく見つけた「意味」を見失い、混乱してしまいます。

外向きの世界仮構

認知能力に衰えのない人の世界仮構は、その属する文化により程度の差こそあれ、外へ勢力圏を拡大するのが特徴です。その勢力圏では、まずは資源を独占利用する「権利」が生じます。しかし人類史をひもとくかぎり、環境や生態系といった立場からすると、ヒトは自己破滅に通ずる世界を構築するようです。

古代メソポタミアやエジプトでは広大な森林を伐採しつづけ、ついに砂漠化させた記録が残っています。巨像文化で有名なイースター島もかつては樹木に覆われた美しい島でしたが、紀元九〇〇年頃にヒトが上陸し、一四〇〇〜一六〇〇年頃までに森林を消滅させたと推定されています。森林喪失は雨による土壌流失をもたらし、畠作は崩壊、外海に出るカヌーの材料さえなくなり、住民は食糧不足で絶滅しかかっていました。

〇二年一〇月、アメリカによるイラク侵攻の半年前、ニューヨーク・タイムズのコラムニスト、ウィリアム・パッフは「幻想に浸るアメリカの政策立案者」という論説を書いています（註⑩）。この戦争の正当性についての国際法的解釈などの問題は抜きにして、純粋に心理的側面のただ一点、痴呆症老人の世界仮構との共通性について考えてみます。

まず事実関係として注目したのは、イラクの占領政策が、第二次大戦後の日本占領をモデルにしているというパッフの指摘でした。「ドイツ人や日本人を作り変えたようにイラク人を『再教育』し、中東に安定した民主国家を築く。日本では占領軍ではなく警察が治安を維持した。日本政府、経済、教育制度は平和裡に改造され、抵抗はなかった。アメリカによる占領に対し〈イラクでは〉抵抗はあるだろうか？　米軍兵士が行く先々で住民によって歓迎され、占領はイラク人によって望まれるだろう、と想像するのは楽しい」。しかし、もしイラク人がアメリカの占領に対して抵抗したら、ブッシュ氏はどうするだろうか。イスラエルのアリエル・シャロン首相が（パレスチナ人に対して）行っているのと同じことをするのだろうか、というのです。

確かに高い精神文化と経済・工業技術を持つ国の占領が、日本ほど順調に運んだ歴史的事例は無いでしょう。その背後の理由として、天皇制を形式的に保存し、天皇を戦争犯罪者として扱うことへの日本人の反発を避け、多くの日本人の価値意識の中核を破壊しなかったこと、あるいは報道管制を厳しく行い占領政策遂行のさまたげになる情報から隔離したことなどが考えられます。日本人が、なべて権威・権力に従順で「洗脳しやすい」民族であったのかもしれませんが、いずれにせよ武力抵抗はありませんでした。日本人の心性に配慮した、巧妙な占領政策だったといえましょう。

しかし、イラクは歴史的、宗教的さらに政治的情況が根本的に違います。「独裁者」フセインが倒されても、アメリカ軍は現実には敵意ある占領軍としてしか認識されない。その理由の一つは、イスラム圏には（そしてEUの多くの国々にも）公然とは言えないが、ある共通したアメリカへの疑心があるからです。

マレーシアのマハティール前首相が数年前に物議を醸しましたが、アメリカの政治はユダヤ人に牛耳られており、イスラムの同胞パレスチナ人を迫害するイスラエルの言いなりになっている、という認識です（註⑪）。つまりアメリカがイスラエルに無条件とも見える支持を与え、イスラエルとパレスチナの紛争で、パレスチナ人が被害者であるという認識があるかぎり、アメリカ軍は、イラク人の目には憎むべき占領軍と映ります。

では、このようなあまりに明瞭な心理的不適合性にもかかわらず、なぜアメリカはイラク占領後の統治モデルを日本での経験に求めたのでしょう。しかも、開戦の口実となった情報（9・11事件でのアルカイダとフセインの協力関係、イラクにおける大量破壊兵器の存在）の信頼性が低いことは、最初から認識されていたらしい。とすれば、ブッシュ氏には認知症の老人と同じぐらい強い、しかし内向きではなく外向きの世界仮構を行う欲求があったという作業仮説をたてることができます。

これまで述べたように、痴呆状態であろうとなかろうと、その人の現実（仮構された世界）は事物ではなく、意味（事物と関係なしに）のつながりによって成立しています。ボブ・ウッドワードの『攻撃計画 Plan of Attack』（日本経済新聞社）が描いているように、神に選ばれし世直しの戦士、との自負がブッシュ氏にあるとすれば、侵攻の是非を決定するため情報を選択する際、自らの宗教的信念にふさわしい「意味のつながり」を求めたことでしょう。あるいはまた、こういうつながりを夢想したかもしれません――日本で成功したようにイラクをアメリカの軍政下で民主化し、日本人のようにイラク人を再教育しよう。そして中東和平と世界有数の石油資源の確保を同時に成し遂げるならば、自分はアメリカ大統領として歴史に名を残すであろう。

第五章　「私」とは何か

二つの「私」

認知、思考、行為には、それを経験している「私」があります。その「私」とは何か――。言うまでもなく、「私」（自我、自己）とは、昔から哲学者や心理学者がさんざん頭を悩ませてきた問題です（註①）。まず手はじめに、心理学者であり哲学者でもあったウィリアム・ジェームスの「私（self）」論を参考にしてみましょう。

ジェームスは一九、二〇世紀にかけてハーバード大学で教鞭をとり、心理学の古典とされる『心理学原理』を著し、哲学ではプラグマティズムの立場と見なされました。ここで述べる「私」の構造が実際に存在するか否かはさておくとして、「はたらき」としてそう考えると、いくつかの状態をうまく説明できます。

ジェームスは「私（self）」という意識主体が経験する様子を、自分の体験を参考にしながら観察、分析しました。彼によれば、「私」が何かを考えたり行ったりするとき、その心的経験をしつつある《私（me・客我）》と、その《私》をさらに自覚している〈私（I・主我）〉とを識別できるといいます（註②）。

納得いかない、と言う方もいるかもしれませんが、この分析は鋭いと思います。たとえば、無念無想をこころざして座禅を組み瞑想していると、いつのまにか意識の流れに流されるようにして何かを思い浮かべていることがあり、と同時に、それを自覚しているのに気づきます。

意識作用を経験している《私》と、それを見ている〈私〉、「私」の二つのはたらき、あるいは側面であるかのように感じられるのです。ここで〈私〉と《私》は分けられるわけではなく、お互いに連関、連動、浸透しあって「私」となっています。ちょっとややこしいので整理しますと、

「私」：〈私〉＝ I ＝（主我）
　　　《私》＝ me ＝経験的自我（客我）

となります。「私」にあるこの二重のはたらきは、現在の心理学でも受け入れられており、〈私〉は「主体的自我（subjective self）」、《私》は「客体的自己（objective self）」と呼ばれています（註③）。

《Me》と「Mine」

ジェームスは、《私》（客我）について、通常まったく気づかない洞察をしています。それは《私（me）》と「私のもの（mine）」とは区別することができない、つまり両者は重なり合った心的経験だということです。

彼によれば、わたしたちは自分のものと感ずる事物については、自分自身と同じように愛着し、その度合いに応じて行動します。私の評判、私の子ども、私の作品などには、私の身体と同じような親愛感を抱く。これらが傷つけられると、自分の身体が傷つけられたかのように報復したくなるのです。つまりmeである《私》は、広義には「人間が『私のもの』と呼びうるすべてのものの総和」ということになります。

私の能力、身体だけではなく、祖先、友人、仕事、家、土地、預金、車などもすべて私に「私のもの」という意識を生じさせます。ですから、私が自分のものと感じているもの、すなわち「自我、《私》(me)の網をかぶせたもの」が大きくなって栄えるほど、自我の拡大と高揚感が生まれ、得意になるのは当然でしょう。反対に、それらが小さくなって衰えていくと自我縮小感が生じ、意気消沈します。

とすれば、ジェームス的自我観の持ち主は、認知能力の衰えはもとより、体力、健康、友人、家族などの喪失体験を通じて、老いのつらさを自我縮小感として覚えているだろうことが想像できます(註④)。

なぜ「私のもの」を侵害されると怒るのでしょう。すぐに浮かぶ説明は、生物学でいうところの、動物がもつ生存の場(テリトリー)という意識です。アユ、ライオン、オオカミ、チンパンジーなど多くの動物のテリトリー意識は、競合する同種動物の侵入を阻止し、食糧の確保や自己の遺伝子を後世に伝えるために必要です。そのテリトリーが「拡大した《私》」によって覆われているとすれば、母が自分の身を犠牲にして子を守り、若者が自爆して祖国を守るのも、意識の上では、自分の行為が「私のもの」つまり《私》を存続させるのだという性格があっても不思議ではありません。

《私》と目先の利益

この《私》を拡大させるという深層意識につながる心のはたらきは、その人がどのくらい自分の外の世界に意味や価値を見出すかによって違ってきます。

認知症が進行すると、《私》の縮小が伴います。認知能力が低下し、《私》つまり「私のもの」と他のものとの意味関係が認識できなくなるからです。施設の風呂場で介護者が老人の手ぬぐいで身体を洗ってあげようとすると、手ぬぐいを盗られたという被害妄想を抱くことがあります。そのとき彼の「私のもの」という自我意識は、他者との関係や情況の理解が失われているせいで、手ぬぐいにのみ集中され、いわば縮んでしまっています。介護者に一時手ぬぐいを貸してあげれば、自分の身体をきれいにしてくれるという見通しが失われているわけです。

しかし非痴呆と自負する人も、時間の幅とスペースの規模の違いこそあれ、痴呆状態の人と同じような短絡した行動をとる場合があります。たとえば地球温暖化の進行を有効に食い止めるには、人為的に生ずる温暖化ガスの四分の一を放出するアメリカが京都議定書に参加する必要があります。たびたび例に引きますが、ブッシュ氏は、あっさりそれを拒否しました。石油関連企業に選挙資金をあおいでいるためか、地球が無限に広大な世界という感覚的理解があるせいかもしれません。

人間の活動に比べて「無限に」広い「開放系」がその場として想定されてきたアメリカでは、歴史的体験を通じて倫理意識（生存戦略意識）に組み入れられた、楽天的な環境観が色濃くあります。地球は狭く脆弱であると理解する、すなわち《私》あるいは「私のもの」のひろげ方が狭い人たちと、真っ向から対立しつづけています。

地上には未開のフロンティアがまだまだ残されているという感覚と理解は、つまるところ環境は人間活動の影響を受けないという結論に達します。石油や石炭などの化石エネルギーをどんなに消費しても、経済が活発になり、自国企業が競争に勝てば良いという論理も正当化されるでしょう。そのためには、南極や北極、グリーンランドで氷河が溶けだしている、台風やハリケーン発生の規模が増大しているといった、容易に理解しうる温暖化現象を無視しなければなりません。

これは「他者との関係や情況の理解が見失われている」という点では、手ぬぐいを貸すのを拒む認知能力の衰えた老人と異なりません。目先の「利益」にだけ《私》を広げて、現在を享受しようという姿勢には、認知症の場合ですと「不安」の存在が見のがせません。他方、認知症でない人では物欲、名誉欲、金銭欲の過剰が目立ちます。

前に、わたしたちは環境中の潜在的な刺激のうち自分にとって好ましい刺激のみを選択的に受け入れ、不快な刺激を無視して世界を仮構するといいました。自分の子孫、生態系や環境にまで《私》の恣意的な網をかぶせることには、世界仮構における近視眼的選択性が顕著に現れています。地球環境の保持、あるいはもっと深刻に「生存」という視点から見ると、認知能力が低下していると言わざるをえないのでした。

イラク派兵がアメリカ国民の支持を失い、地球温暖化の影響はハリケーン・カトリーナとして具体化しています。開放系の倫理意識が修正されていくのかどうかは分かりませんが、いずれにせよ大国の権力者の「近視眼的」で「外向きの世界仮構」は、地球の将来に影響を与えつづけることでしょう。

がん患者と無常の自覚

ジェームスの「私」分析は見事ですが、終末期や痴呆状態にある人たちの「私」を考えるには、素朴すぎる気がします。それは、「私」への執着の有無や自己観の転換など、人間生存の根底まで踏みこんでいないからのように思います。「自我の縮小」という漠然とした表現では、なにも説明されていません（註⑤）。

たとえば、進行がんで自分の余命が長くないことを知りつつ、平静な態度で生活している人たちがいます。医療人類学者マージョリー・カガワ＝シンガーによる進行がん患者についての報告を読むと、人間は自己の生命の有限性を心底から覚り、受け入れた時、「私」の根本的転換が起こるということに気がつきます（註⑥）。

「私は本当はとても健康です。この問題はあるけど、私はそれでも私なのよ」

これは転移が起こった末期がん患者の女性の言葉ですが、その客観的医学状態とは明らかに矛盾します。カガワ＝シンガーによれば、がん治療を受けているにもかかわらず、五〇人（日系とイギリス系アメリカ人が半々）のうち四九人が、自分を「健康」だと感じていた。そして多くの人が、学校の教師など社会的活動をしていました。

前述の構文を、述べられたコンテクストに沿って補うと、「私は（健康なときの私ではなく、がんという問題を抱えているが）それでも（私の本来的面目を保った）私なのよ」となります。さらに「私」に注目して再整理すると、「私は、私でなく、私である」。これは上田閑照《しずてる》氏が『自己の現象学』で呈示した自己についての命題と、まったく同型になるのです。

以上を、それまでの「私」という存在が持つニュアンスにより表しますと、「私（Ⅰ）は、私（Ⅱ）でなく、私（Ⅲ）である」ということです。

私（Ⅰ）は、過去から現在までの経験を閲歴し、それにより変化し、過去現在を総括し、しかも未来という時間性にある「私」です。

私（Ⅱ）は、がんを患う以前の健康に恵まれた「私」。健康に担保される諸能力は多分に利己的な目的に用いられるのが通常です。

私（Ⅲ）は、がんによって常識的な意味での健康と利己的意味での能力を失ったが、それでも他者や社会に対し、本来の自分としてつながりがあることを主張する「私」。そこにはまだ社会的有用性の自覚があります。

したがって「私は健康です」というときの「健康」とは、本人が自分の社会的有用性を意識するときに自覚する他者との「つながり」であるように見えます。この「私」は、がんの大手術を経験し、いわばひとたび滅してよみがえり、しかも近未来の死を覚悟しながら「健康」に生きている。通常人が無意識に抱かざるをえない、「実体としての自己」への執着が消失していることが特徴です。

私（Ⅱ）は、健康人であったときに持っていた諸々の能力についての自負を捨てなければ、私（Ⅲ）には移れません。しかもこの断念は、私たちの表層意識でなしうる所業ではありません。深層意識においてはじめて成就する心理的了解です。私（Ⅲ）は、私

（II）における健康といった能力所有のあり方を根本的に否定され、古いアイデンティティを捨てています。社会的有用性はまだありますが、そこではもはや利己的意図を削り取り、面目を一新した能力的装いがあります。

そして一サイクルして戻った私（I）は、一見、なにも変わっていないように見えます。しかし、かつての能力的自負を捨て、実体的自己という幻想から解放されたときに初めて現れる新しいつながりを、他者や社会に対し見出しています。身近な死を自覚している点で周囲の人とは別次元にいるが、健康であった過去にあったつながりを憶えている。人生はまだ完全に済んだわけではなく、もはや物欲や我執のような煩悩によって曇らされることのない目で、人生の新しい意味と価値を見ているのです。

前述のとおり、私（II）の能力は競争社会での上昇に必要な、利己的欲望追求の色彩が濃いものでした。しかし私（III）が意識する新しい能力には、利己性は消滅し、他者と社会により生かされているという自覚と同時に、それらに対し責任、義務を果たすことで、あらためて結ばれるという意味が現れています。

四八歳の乳がんの女性は、こう言っています。「私にとっては正規の授業ができることが大切です。皆、私のために気を使って支えになってくれています。今でも朝起きて仕事に行ければ、自分はうまくやっていると感じます。そうであるかぎり、この病気でへこたれないし、私は私でありうるのです」。

この例は、「私は、私でなく、私である」という心理変化によって現れた「私」の心境を鮮やかに示しています。上田氏は、「我は我なり」とは我に粘着することであり、仏教でいうところの自我の「貪瞋癡《とんじんち》の三毒」に侵されている、と指摘しました。「貪」とはむさぼり、どこまでも所有をもって我を満たしていこうとすること、「瞋」は我の所有を奪おうとする他者への怒り、「癡」はその状態に気づかないこと、つまり「無明」です。前述の末期がんの女性には、むさぼりや怒りはもはやなく、無常の人間存在を自覚した静穏が感じられます。

ジェームスのいう「私」や、現在の心理学で理解されている自我・自己では、これらの末期がんの人における心理変化はうまく説明できません。それは根本的には、無明のうちに執着している深層心理のメカニズムが視野に入っていないためだと思います。

「私」を統合する

わたし自身、年老いて些かぼけてきたという自覚はありますが、さすがに実況報告というわけにはまいりません。痴呆老人の「私」について考えていたら、痴呆病棟のあるナースが、ボーッとしている老人たちに「今何を考えているのか」を尋ねて回った話をしてくれました。すると、ほとんどの人が「人生で一番輝いていた時分のことを思い出していた」といいます。この話をヒントに、ある単純化された状況での「私」について考えてみましょう。

私がロビンソン・クルーソーのように、見知らぬ自然環境に放置されたとします。生きていくために、私は水や食物を求め、寝る場所を見出し、その地形が生存に適しているかを判断するなど、それなりの行動をとる必要がある。そのときの「私」は、認識し、判断し、意思決定し、行為する主体として感じられるでしょう。

その際「私」という感覚は、寒い、暑い、腹がへった、くたびれた、寝そべっている、座っているという多彩な身体感覚と結びついています。と同時に、それらの身体感覚は、おいしかった、満腹だ、幸せだ、寂しい、不安だ、など自分の個々の行為への情動的評価を行っている「私」と切りはなせません。その評価が「私」にとって苦痛、不安といった不快な色合いが濃ければ、「私」はその行為をできるかぎり避けようとし、快感と結びつく行為を選択する傾向があるでしょう。前に述べた「最小苦痛の原則」は、ここでも原則的に成立しています。

ここでひとつ、判りきったようで重要なことは、「私」が一時点、一場面において同時に二つである、つまり分裂していてはいけないことです。もし「私」という意識が二つあるように感ぜられ、「私」がもう一人の〈私〉と論争したり、命令されたり、非難されたりすれば、そこには混乱と不安が生まれます。その程度が進むと、「私」は、まったく麻痺状態になったとしても不思議ではないし、混乱は、外から見ると合目的性の認められない、わけのわからない行動として現れるかもしれません。

それ故、この「私」一人きりという単純化された状況であっても、不安や混乱なく「生きるため」には、感覚や思考などの意識のはたらきは、統合された状態でなければならない。つまり、唯一の「私」が必要であるように見えます。この必要性は、他者がそばに居て別種の対応を迫られるときには、もっと大きくなるでしょう。

そんなこと当然ではないか、と思う方もいるかもしれませんが、一時点に一人の「私」、一人格という前提は、後述する多重人格や「回帰人格」を考えるときに必要です。つまり、ある環境で適応し生きていくためには、意識や行為にかかわるダイナミックかつ統一された中心的働きが必要であり、これを操作的に「私」と考えます。

自己とは記憶である

前項で、「私」は認識し、判断し、意思決定をすると、いとも簡単に書きました。しかしその心のはたらきは、すべて過去に経験し、学び、記憶された情報と照合して、修正され、イメージされるという複雑なプロセスをたどります。現在の脳科学はそこいらまでの知見を見出しています。つまり、過去に得られた情報－記憶がなければ、もの一つ認識できません。

机の上に原稿用紙とペンがあります。普通は、原稿用紙とペンがそこにあるから私はそれらを認知している、となる。しかし、「原稿用紙」「ペン」と認知するのは、私がすでに原稿用紙とペンを過去の経験から記憶し、知っているからできる。もし、まったく原稿用紙とペンを使わない文化の人が見れば、原稿用紙とペン、とは認識できません。

それと同時に大事なのは、私がこの二種の物品を見るとき、見なれた原稿用紙とペンがそこにあるという「期待」をもって見ているということです。この期待は、過去の経験と記憶に由来します。いいかえると、過去の経験に基づいた原稿用紙の形・色・模様・大きさ、ペンの姿・色調のイメージが期待に含まれている。期待のイメージと実際に見るものの様子が合致しないと、そこにあるはずの物が見えない、という現象が起こります（生態学者ユクスキュルの水差しの例を思い出してください＝八四頁）。

こんなふうに記憶の大切さを考えていきますと、「自己とは記憶である」といった哲学者の気持も判るような気がします。

「つながり」への情動

ペンをペンと認知するという実に単純なプロセスさえ、過去に教えられ記憶された情報に基づくのです。一人で生きる用意として、自分の成育過程でいかに多くのことを学び、記憶してきたかに思い至ります。同時に、記憶することは、わたしを自分が生きるべき環境と結びつけ、つなぐはたらきであるのに気づきます。

生きて行くためには、環境中の適切な情報とつながる必要があります。そして環境との「つながり」の数が多いほど、生存に有利になると期待されます。つながりをつくる能力・記憶力のよいことは、しばしば「頭がよい」、つまり、生存に有利であることと同義に見なされます。事実、知的活動を営む分野、特に情報量がどんどん増える領域で生き残るためには、ある程度、記憶力が優れていなければなりません。

学校で、他の人が持たない知識（情報）を自分だけ持っていることが判った時、誇らしさ、得意、優越感といった自分の生存意識を高揚させる情動が生じます。つまり、環境とつながりをつくることは、原則として気持のいいことなのです。

わたしは終末期医療の対象である認知能力の衰えた人たちから、一貫して「情動」の大切さを教わってきました。「偽会話」の例が示すように、論理より雰囲気、情報より情動が、生存にとって基本的に重要なのです。それは生物進化の道筋からも窺われます。

哺乳動物だけが情動という働きを発達させたのは、情動のない生物（爬虫類など）より生存に有利だからでしょう。そして哺乳動物でもヒトだけがコトバにより論理を操り、情報を増やし、社会生活を複雑にした。しかし、コトバを用いた知的活動を細かく観察すると、喜び、悲しみ、怒りなどの情動が、その活動の基底に働いています。痴呆状態では知的な側面が衰える分、情動の側面がより顕著になるようです。

終末期医療において、もう一つわたしが確認させられてきたことは、誕生・成長・老化・死という「循環過程」の存在でした。宇宙では始まり以来、星の誕生・成長・老化・死が繰り返されていて、地球の生物の循環過程は、星が現象している過程のミニアチュア版です。つまりわたしたちは、それぞれが星の一生を地上で再現しているミニ宇宙ともいえます。成長を環境・世界とのつながりを形成していく過程、老化をつながりを失っていく過程、と解釈することも可能です。

記憶というはたらきは、環境とのつながりを増やし強化しますが、老年といういのちの収束期には不必要になります。新しい情報・つながりは要りません。しかしそれには情動的な反応が伴うのも自然です。

幼児がキャッキャッと笑いながら遊んでいます。世界とのつながりをつくりつつある（体が世界の存在を発見し憶えていく）過程での、情動反応とも考えられます。その子にとってつながりの形成は、知的であると同時に、より体感的であるように見えます。つながりができることは生存適合的経験であり、生存意識の高揚を伴うのです。

これと対照的に、つながりを失うことは、よく知られているように孤独感や淋しさが生ぜざるをえません。生存意識の縮小にともなう情動なのでしょうか。

しかし、認知能力（特に記憶力や見当識という見知らぬ環境での生存に必要なつながり形成能力）の低下は、圧倒的に不安という情動を生ぜしめることが多いのです。「多い」と書いた理由は、純粋痴呆や沖縄の認知能力の衰えた老人たちについて述べてきたとおり、老人が住む環境次第で不安が認められないからです（註⑦）。

『蜘蛛の糸』の不安

芥川龍之介は『蜘蛛の糸』で、悪党が仏様の垂らした一本の糸にすがりついて地獄から這い上がろうとする話を書きました。その糸は彼が利己心を抱いた途端、ぷつんと切れてしまう。まさにもう一度地獄に落ちるべく、ふわっと空中に浮かんだ瞬間、彼に生じたのは、表現しようのない「不安」だったのでしょう。不安とは、次に何が起こるのか判らないときの、未来の不確定さに対する不快な情動です。

記憶力低下による新しい情報というつながりの不在、月日や場所の見当を失うことからくる、時間と所在とのつながりの喪失は、「私」の存在感覚を支えている「基本的つながり感」が失われることを意味します。多彩な周辺症状——夜間せん妄、妄想、幻覚、徘徊、攻撃的性格変化など——を現しているお年寄りと接して、例外なく認められるのは、この不安という情動でした。

前述したとおり、記憶するという新しい外部情報とのつながりをつくる試みは、生存努力の一基本型であり、「蜘蛛の糸」を伝って「この世」、つまり自分が置かれた環境・外界に出ようとする努力です。が、この努力は報われません。たとえるなら、五分おきに同じことをたずねる老女に、最初は答えていた息子がついに堪忍袋の緒を切って、「母さん、さっきから何回同じことを聞くの！ 忙しいんだから、いい加減にしてよ！」。

五分前のことを記憶していないから質問するわけですが、それ自体が、彼女の内的世界を不安という情動が支配しているのを示しています。しかし息子の怒りに遭い、不安はさらにつのり、混沌へと発達する。なぜ息子が怒るのか、理由が判らないこともあるでしょう。こういうやりとりが度重なると、不快な情動だけは残りますから、外部の情報を求め、環境とつながりをつくる努力そのものを断念してしまうのです。

しかし、不安という苦痛な状態に長く耐えつづけるのは困難です。外界とのつながりを断念した人が、過去の記憶の世界につながりを求めようとするのは、自然な心理作用であると思います。「痴呆病棟」のナースが見出したように、老人たちが過去の楽しい時期を思い出していたりするのは説明がつきます。

老人が不安そうにしているのを観察する機会は、「夕暮れ症候群」が現れるときです。夕刻、老母は落ち着きをなくし、家に帰ると言いだす。半世紀も住んでいる自分の家からどこの家に行こうとしているのか介護者はいぶかりますが、どうも「家」とは彼女が生まれ育った田舎の家らしい。「今日はもう暗くて寒いから、明日の朝一緒に行きましょう」などというと落ち着きます。しかし彼女が落ち着く理由は、介護者のことばによって、もう一つのつながりを得たためと思われます。

そればかりではありません。石井毅氏や阿保順子氏が観察した仮想現実世界の現象にも、類似した心的プロセスがあることを思わせます。「私」は、現在の情報にせよ、過去の記憶にせよ、なにかに「つながっている」必要があるようです。

ほどけていく「私」

終末期の痴呆老人をケアしていると、しばしば看取られている人が「この世」と「あの世」が浸透しあった「あわい」の世界にいる、という印象を受けます。終末への道行きを歩む人の「私」は、現実世界に住む人たちとは確かに違っています。

わたしたちが理解する「私」とは、名前、年齢、家族、職業などいわば属性や社会的関係、さらに自分の交友や過去の歴史がつながった「結節点」です。それらをつなげているのは、いうまでもなく記憶です。しかし、それらのつながりによって結ばれた「私」は、この世とあの世が入りまじった幽明界では、解けほどけていくような印象を与えます。

京大大学院で臨床心理学を専攻していた久保田美法《みほ》氏は、老人病棟や老人ホームでの観察から次のように述べています（註⑧）。

自分が生きてきた歴史やなじみ深い人びと、ときにはご自分の名前さえ忘れていかれる痴呆では、その言葉も、物語のような筋は失われ、断片となっていく。それはちょうど、人が生を受け、名前を与えられ、言葉を覚え、「他ならぬこの私」の人生をつくっていくのとは反対の方向にあると言えるだろう。ひとつのまとまりのあった形が解体され散らばっていく方向に、痴呆の方の言葉はある。それは文字通り、ゆっくりと「土に還っていく」自然な過程の一つとも言えるのではないだろうか。

以上の過程において、「私」は、しばしばこの世の人とあの世の人との間を行ったり来たりして、双方につながりを持っているように見えます。

初めてそのような現象を観察したとき、わたしは、ちょっとショックを受けました。八十代のその女性は、往診のわたしをいつも笑顔で迎えてくれました。娘さんが「この頃、母は祖母やもう亡くなった人たちと話しているんです」と言うので、「ご両親と会われるそうですね」とたずねました。すると彼女はわたしの左肩の後ろを指差し、「ええ、そこに来ています」とにっこりしました。現時点で現世の筆者と会話する彼女の心的状態を正常と規定するならば、あの世の人と話す彼女は幻覚、幻視の状態であるということになります。しかし、その時の彼女は幽明の境がなくなったように、自在にこの世の人とあの世の人との間を往来する様子が印象的でした。

これについて岸本寛史氏は、意識の浮動性と理解しています。「人間の意識は、元来非常に浮動的で、瞬間ごとに微妙に移り変っていくもので、その幅広い振幅の間を絶えず揺れ動いていると言った方が正解かもしれない」（註⑨）。

これら終末期の現象をどう解釈するかは今後の観察にかかっていますが、固定観念を離れた考察が必要なことだけは確かでしょう。「私」を無数のつながりの結節点と理解する視点からいえば、この世的つながりが薄れても、あの世的つながりは存在しています。とすれば、「霊」「魂」といった「働き」の存在を想定する必要も出てくるのです。

第六章 「私」の人格

相手の数だけ人格がある

「私」という意識の統一体が、ある環境でうまく生きていくために、主として記憶を通じて、過去や現在の「環境情報」とつながっている必要があることを述べてきました。「私」を様々なつながりの結節点として、比喩的にイメージすることもできるでしょう。その意味でも、「同時に」二つ以上の「私」が存在するのは困ります。

しかし時間をずらして、ある時はAという「私」、別の時にはBという「私」になることは可能でしょうか。そんな場合、まったく同じ姿形でも、他の人が見るならば、「私」の人格が変化したと思うでしょう。実際、アルコールのような薬物の作用により、そのような現象が起こることは日常でも観察されます。しらふの状態では気が弱く内気な人が、酒が入ると途端に攻撃的になったりすることは珍しくありません。

とすれば、そもそも「人格」とは何でしょうか。G・W・オルポートの有名な定義では、「人格とは、個人の環境に対する特徴的な行動と考えを決定している複数の心理・生理系の、個人内にある力動的体制である」とされています。

この定義について注目すべきことが二つあります。まず、ある個人の言動を観察している、つまり外から「私」を見ていること。次に「個人内にある力動的体制」は、経時的に別人格が現れる可能性を否定していないことです。ある環境において、人格A（Aという「私」である状態）より、人格B（Bという「私」である状態）の方が適応すると感じるような情況は起こりうるのです。

たとえば、わたしは平素秋田弁を使う機会はまったくないのですが、たまに少年時代をすごした秋田の友人と会うと、秋田弁が自然と口をついて出てきます。しかもその際、確実に人格が変化しているのを自覚しています（少年の頃の呑気《のんき》でぶっきらぼうな人格です）。アメリカの精神科医H・S・サリヴァンの「対する相手の数だけ人格が変わる」という有名な文句を思い出します。

またアメリカははっきり自己主張を行い、直接的な言語表現を是とする文化です。他方、日本のように人間関係の円滑さを重視する文化では、あからさまに自分の欲望や主張を表明するより、穏やかにふるまい、意思決定も周囲の意向を汲んで物事をすすめる方が適している。うまく適応するには、当然、その文化に最適な言動をする必要があるので、同一人物が完全に両文化に適応していると、英語と日本語とで、言動がまるで違う印象を与えることになります。以前、アメリカ育ちの大学院生の人格が、英語と日本語とではあまりに対照的なことにびっくりした経験があります。現在では帰国子女も多いですから、その人の使用言語に関連した「人格差」を観察する機会はもっとあるでしょう。

ともあれ異なる言語を使用しているとき、喋り方や身振りの変化が著しくても、人格の（相互認知的な）同一性が維持されているかぎり、問題は生じません。しかしその転換がうまくいかず、まったく異なる人格が現れているという状態が報告されています。ヒトがある環境に適応して（つまりもっとも苦痛の少ない状態で）生きる一環として、その人格をも変化させる潜在的しくみがあるのでしょうか。

『24人のビリー・ミリガン』

二重人格や多重人格と聞くと、スティーブンソンの『ジキル博士とハイド氏』を、思い出す方もいることでしょう。日中は人格者で社会的に尊敬される存在、夜は暗闇の中で禍々《まがまが》しく冷酷な犯罪を行う存在――。一人の人間の中にふたつ以上、はっきり区別できる人格（あるいは固有の来歴を持った人物）が存在し、かわるがわるその人の行動を支配すると、多重人格（障害）がある、といわれます。典型的には、それぞれの人格で別の名、個人史、自己像、同一性をもっていますから、はじめの人格は大人しく依存的であるのに、次の人格では陽気で積極的であったりします。

わたしたちは、人間にはひとつの人格があることを当然視していますが、人類史的には人格の単一説は比較的新しい、と中井久夫・山口直彦の両氏は論考しています（註①）。人格単一説は西欧では一神教、特にキリスト教との関連が深いと考えられ、神の前で責任ある自己弁護を行うためには、一個の人格でないと困るのです。「人を殺したのは私ではなく、別人格のときの仕業《しわざ》に違いない。でも、その人格状態のときの所業はまったく憶えていない」などという答えは許されません。

人間の意識を単層構造ととらえる近代的自我観は、このキリスト教的人格観の延長にあると両氏は指摘しています。しかし古代から現在にいたるまで、世界の諸文化に見られる人間像はそんなにすっきりしたものではないのです。生まれてから死ぬときまで、明確に区切られた独自の人格があるというより、もっと流動的で、過去から現在にかけての環境の影響を受けやすいように見えます。文化人類学者が観察したアフリカでの人間観は、森の精霊や祖先の霊に開かれた多重構造になっています。日本でも、能に登場するシテ（主役）には、過去の人物の人格が乗り移るのが常道です。

もちろん欧米でも、二重人格症例はいくつも報告されています。エレンベルガーは大著『無意識の発見』で、一八、一九世紀の症例を紹介しました。おもしろいのは、いずれも交代人格の方が、主人格より魅力的であるような印象を受けることです。

たとえば一七八九年、フランス革命によってヨーロッパの世情は騒然とし、フランスから亡命貴族が続々とドイツのシュトゥットガルトに逃れてきました。その姿に強い感銘を受けた二〇歳のドイツ女性が、突然フランス生まれの貴婦人の作法や身のこなしをする人格に変わります。非のうちどころがないフランス語を話し、ドイツ語はフランス女性が話すような訛りになったのです。彼女は「フランス人状態」を繰り返しますが、その際、前のフランス人状態時の自分の言動を完全に記憶していました。しかしドイツ人に戻った時には、自分のフランス人状態についてまったく憶えていなかった。症例の報告者グメーリーンは、ちょっと合図するだけで、女性の人格を一方から他方へたやすく変換できたといいます。催眠状態での人格変化だったのでしょうか。

他の有名な例が、一八一六年、S・L・ミッチェルが報告したメアリ・レイノルズです。英国バーミンガムから米ペンシルバニア州に家族で移住して一〇年たった二〇歳のころ、メアリは原野に本を持って出かけ、失神して倒れているのを発見されます。気がついた時は赤子のような状態で、言語を含む記憶の一切を失っていましたが、その後急速にコトバを習得し、機知に富み、冗談好きで活動的な新しい人格に成長する。しかし本来の人格は、物静かで思慮深く、憂うつで頭の回転が遅いものでした。彼女は人格の交代を繰り返し、次第に前者の期間が優勢になり、ぐっすり眠った後で後者に変わるようになった。四四歳以降は前者の人格に留まりましたが、どちらの状態でも、もう一方について知っていて、戻るのを恐れていました。ただその理由はちがっており、前者の人格のときは、後者の人格を鈍感で頭がわるいと見なしていたといいます。

ダニエル・キイスのベストセラー『24人のビリー・ミリガン』(早川書房)は、近年大評判になりました。一九七七年一〇月二七日、米オハイオ州ランカスターで、ウィリアム(ビリー)・スタンリー・ミリガンという二三歳の青年が逮捕され、最初はただの暴行窃盗容疑だったが、取り調べを重ねるうちに二四人の人間が住む多重人格者と判明する。鑑定には精神科の専門家たちが動員され、彼の中には国籍、年齢、言語、経歴、教養、そして性別さえ違う二四人がいることがわかったのです。アメリカ人、イギリス人、ユーゴスラビア人、オーストラリア人、ユダヤ人……年齢は三歳から二六歳にわたっている。彼の生い立ちを調べると、母親の再婚相手により八歳から一年間性的乱暴を受け、しかも母親が暴行される光景を見ざるをえなかったという過去がありました。その年頃の少年にとって、耐えがたい精神的苦痛であったと思います。

社会病理を映す多重人格

多重人格障害がなぜ起こるのか、まだ定説はないようです。別人格が現れるのは、多くの場合、催眠状態にあるときですから、その存在について疑念を抱く研究者もいます。しかし多重人格障害は、その社会の病理を反映しているようです。沼尾嘉信氏は「多重人格――日本社会への警鐘としての」と題した総説をまとめ、多重人格障害によって示唆される精神的風土のゆがみを指摘しました(註②)。

まず多重人格障害の報告は、アメリカ社会においてのみダントツに多い。一九八〇年までの報告数は二〇〇例前後ですが、八四年には多重人格と診断され治療中の患者数は一〇〇〇例、八六年六〇〇〇例、九〇年代初頭には二万五〇〇〇例と爆発的に増加しており、アメリカの潜在的患者数は人口の一%（二五〇万人）という説さえあります（註③）。

多重人格障害が生ずる背景を調べると、この人格変化現象は、絶えがたくつらい環境において働く自己防禦の仕組みではないかと思われます。第一に、ほとんどの多重人格障害者は、ビリー・ミリガンのように幼時に虐待された経験がありました。C・A・ロスらは、多重人格障害と診断された一〇二名のうち九〇%が性的虐待、八二%が身体的虐待、九五%がそのいずれかを受けていると報告しており（註④）、他の研究者の観察もおおむね一致しています。

第二に、アメリカ社会での児童虐待の発生数が、信じがたく多いことです。七四年に児童の虐待防止と治療に関して連邦法が制定された時、報告数は六万件でしたが、その後うなぎ登りに増え、八九年には五三万人（うち性的虐待は九万四〇〇〇人）、九二年には報告二六〇万件中、虐待が確認されたものは一〇〇万件を越しました（註⑤）。

ちなみに日本では、八八年に東京都の児童センターが全国規模の調査を行い、半年間で一〇三九例が報告され（註⑥）、その内訳は身体的虐待が二七五例、不適切保護が三七一例、性的虐待四八例、置き去り二二九例、その他が一一六例でした。九六年には、全国一七五箇所の児童相談所からの報告は二〇六一件に上りました。

生きるための言語ゲーム

多重人格の治療に経験豊富なF・W・パトナムによると、すべての子どもは多重人格になる潜在的可能性をもって生まれるのであり、正常な発育過程を経てはじめて統合された自我の感覚を獲得するといいます。もちろん、生まれつきの多重「人格」としてあるのではない。しかし発育の初期段階では、子どもには行動と意識のユニットが複数存在しており、いわば「断片人格」が解離した状態で存在するのが普通で、発達段階でそれらが統合され、単一化していきます。幼児期から学童期にかけて心的外傷を体験すると、ある種の記憶や自己感覚を自分から切り離そうとするため、人格の単一化が妨げられ、成人しても解離しやすい傾向がある、というのです（註⑦）。

人間の自我は無分化の状態から出発し、どのように成長過程で確定されていくのでしょうか。コトバの習得により、コミュニケーションの当事者兼行為の主体となるだろうことは推定できる。とすれば、人格はコトバの習得を通じて複数形成され、それらが統合されていくという清水哲郎氏の「言語ゲーム習得による主体形成」説は、簡明で魅力的です（註⑧）。

乳児はオギャーと泣くことにより、生理的欲求や身体の不快事について合図を送ります。「食べたい」「飲みたい」「お尻が濡れている」とオギャーにより訴える。それに対して「ハイ、おっぱいよ、おいしいでしょ」「気持がわるいのね、おしめ換えましょう」といった言語的応答と、実際の行為的対応が返ってくるのを学習します。

発育が進むと乳児の要求ははっきり言語的になり、生きるために「お乳の言語ゲーム」「お尻の言語ゲーム」などを習得していきます。こうして人は様々な言語ゲームで欲求を満たしますが、更に成長すると自分だけでするようになります。便所で排泄をする、食べ物をさがす、着替えをするなど、自分でそれらの行為をするとき、かつて自分の相手であったゲーム相手の役割を、自分自身が演ずるのです。したがって自分の要求に発し、言語的コミュニケーションを通して成立する行為は、コトバ（内的言語）によって結びつけられている必要があります。

つまり、現実に発語していなくとも、行為には「内的言語」が働かなければなりません。鹿取廣人氏は、それがないとある種の認知テストを行う効率が格段に低下してしまうことを、言語発達遅延児たちについて観察しています（註⑨）。そのテストは、三対の豆電球と押しボタンのうち、豆電球の灯ったひとつの押しボタンを押すとキャンディーをもらえることを憶えさせる。その後、点灯していた押しボタンがどれであったかを記憶している時間の長さを測るものです。

その子らは見たり聞いたり、身体的動作をすることにはまったく不自由はないが、まだコトバをきちんと習得していない。しかし、一旦テストに必要なコトバを憶えてしまうと、彼らは健常児たちと同じくらい高スコアを取るようになります。このことは、コトバ（内的言語）の存在喚起能力を想定しなければ説明できません。

結局、人間の判断、思考、行動はコトバを通じておこなわれ、コトバと一体化していますから、何かをするときは、コトバによって把握された行為だけをする事態が生じます。コトバによって喚起される存在のみにかかわる、ともいえるでしょう。この場合、清水氏によれば、行為主体は私であるのは確かだが、行為を要請し成果を評価する私と、要請を受けて立ち行為を実行する私に「二重化」されます。

二重化が生ずる原因は、人間の行為が複数の人間のコミュニケーションのプロセスとして成立するところにあります。私がこのように二重化される場合、私は単なる私ではなく、〈私たち〉というあり方をしている私。行為は単なる私の行為ではなく、二重化した私――〈私たち〉――の共同の行為となり、現実の人格は〈二重化した私〉として成立しているのです。

もし人格が、清水氏の説明したように言語ゲームを通して形成されるとすれば、人格の数は、言語ゲーム（またはその幾つかが整理統合されたもの）の数が増えるにつれて増えると予想されます。では複数の言語ゲーム、複数の私が成立しているとして、どのようにして統一した意思決定がなされるのか。医師に禁煙を命じられているがタバコを吸いたい私と、肺がんが怖いから禁煙をつづけようという私の並立は困る。そのときは、二つのうちの一方が不活性化されることによって、帰趨《きすう》が決まるのだと考えます。

今、全人格を、親近性のある言語ゲーム群により、まとまった役割人格が複数、統合されたものと考えます。全人格が分裂して生じたものが多重人格だと単純に考えると、分裂した人格は、まとまりの比較的強い役割人格として現れる可能性が大きいでしょう。とすれば、分裂して現れる人格の数が多ければ多いほど、個々の人格は単純になる（ふつう多重人格数は十数個です）。

実際、ビリー・ミリガンの症例では、それらは「憎悪の管理者」「苦痛の管理者」

「人生を楽しむ者」「乱暴者」などとごく単純であり、葛藤がありません。葛藤は、ひとりの私（筆者の表記では「私」）のうちにある多数の役割人格の間で起こるものなのです。

若返り現象

ここで生物としてのヒトが、なぜ「私」・「自我」・「人格」といった、様々な角度からさまざまに呼ばれている〈はたらき〉をもっているのか、わたしなりに整理します。

前述したように、G・W・オルポートは「人格とは、個人の環境に対する特徴的な行動と考えを決定している複数の心理・生理系の、個人内にある力動的体制である」と定義しました。その「体制」の基本的役目とは環境に適応することであり、換言すれば、ヒトの「いのち」を、その環境で苦痛を少なく存続させることである、と思います。この視点から、認知症の人たちの人格に関連した言動を見て行くことにしましょう。

石井氏の報告した「仮想現実症候群」でも、阿保氏が観察した「痴呆老人の創造する世界」でも、そこに住む人々は、過去の経験に基づいた世界を生きていました。なぜ未来でなく、現在でもなく、過去の世界であるかという疑問が生ずるかもしれません。それには、スティーブン・コスリンが「脳は過去の記憶に基づいて現実を構成している」という、逃れるすべのない過去の呪縛が用意されています。

痴呆状態にある人の言動を観察すると、過去であっても、それが遠い過去か、近い過去かによって意味合いが違うようです。たとえば室伏君士氏等による「年齢逆行（若返り）が治ってきた例」です。

ある老婆（八四歳）は、自分は二六歳と主張していたが、ケアにより活発になるとともに四六歳だと言い、ついで六〇歳ぐらい、さらに七〇歳、つい最近は七八歳（入院時年齢）であると言うことも出てきた。年齢など特に教えこまないのに（もっとも老人同士で年齢の話などをしあうこともあるが）、三年ほどの間にこのように実際の年齢に近づいてきた事例がある。年齢だけでなく、現在は病院を工場のように思っているが、その月給も年齢の動きに比較的平行して（やや遅れぎみではあるが）、はじめは五円から次第に多くなり、現在は三万円くらいと言う。また米一升の値段も、五〇銭から次第に高くなり、今は五〇〇円ぐらいと言っている（註⑩）。

室伏氏は、これを現在の環境に適応し、つながりを形成した事例と解釈しています。周囲の人たちと「心からなじみの関係が深くとれる」ようになり、「みずからもおしぼりたたみを他の老人に指導したり」することで、誇りが生じている様子がうかがえる。彼女はお茶のサービスをしているのですが、「ある役割をもっていることにより自己が意識化されつつある」のではないかと室伏氏は述べています。

逆の進行をたどる例も観察されており、ある八四歳の女性は、結婚前の一八歳であると主張し娘くさい振る舞いでしたが、そのうち一二歳だと言うようになった。室伏氏によれば、忘れっぽさやぼけの具合は前例と同程度ですが、この女性は頑固で最後までゆずらないため、「本当に深いなじみの関係」がつくれない。「心に接近できない」ゆえに孤立し、「自己がますます薄れつつある」のではないかという考察をしています。つまり、現在自分が置かれた他者を含む環境とのつながり形成が、うまくいっていない。ここで室伏氏の「自己」とは、いわば「現在の自我意識」あるいは「私」と言い換えても間違いはないように思います。

この二例は、若返りの現象は、現在の環境への適応がなされている度合い（つながりの度合い）が高いほど、実年齢（したがって人格）近くにとどまれることを示唆しています。今は数多くのグループホームや宅老施設があり、若返り現象はしばしば起きているはずですが、介護に当たる人は忙しいので、なかなか持続的観察をして記録するのは難しいようです。さて次の例では、若い時代の面影が印象的です。

八〇代半ばの女性。不知火海が晴天のときは青く穏やかで、荒天では茶色く騒がしく見える丘の上のグループホームに居る。今廊下には冬の陽光が差し込み、彼女は廊下の立て鏡を見ながら白髪になったのをぶつぶつと嘆いている。部屋のソファに戻ったとき寮母が「白髪きれいですね」と声をかけると、彼女はキッとなって振り向き、「白髪なんかなか（ない）」と言った。その時の彼女は二〇代後半の人格に戻っている。その年代では両親はまだ生きており、父親は腕っ節の強い働き者の農夫で、頼もしい自慢の人である。彼女には乳呑児がいて、むずかることしきりだ。夜目覚めた彼女は、「あらまた泣いとる。おっぱいやらならんば」と優しい母親になっている（註⑪）。

年老いた彼女と、若く働きざかりの彼女との転換が鮮やかですが、ふつう認知能力が落ちた状態での幻覚あるいは認知障害として片付けられてしまう現象です。若返っている時の年齢を確かめるような物好きは、白昼の星ほどに少ないでしょう。

住みやすい過去へ

認知能力（特に記憶力）が低下することで、現在の環境へのつながりが失われます。自分はどこにいるのか、なぜここにいるのか、今はいつなのか。つながりを築こうとする努力は報われません。つながりが感じられない世界は心象的によそよそしく、混乱し、理解できない様相を示しています。そこに生ずる情動は不安が主たるもので、たやすく恐怖へと成長します。不安、恐怖、怒りなど、いのちが脅かされたときに生ずる情動がコントロールできなくなった瞬間、せん妄状態に移行していくように見えます。第四章（二〇〇頁）で紹介した、市松人形の女性を思い出してください。

彼女は時や場所の見当がついておらず、つるりとした肌の市松人形を自分の娘と思っていました。亡き母が生きていると感じ、見知らぬ男性を自分の夫と錯覚している彼女に、「認知障害」があるという診断を下すことは誰でもできます。

また簡単な個人歴と経過観察だけでも、彼女の人格特性を推測するのは難しくありません。穏やかで素直に育ち、優しい母親で、夫に対しても愛情深く仕える妻なのでしょう。夫の具合が悪いと告げられると、せっかく抜け出してきた病院にも戻りました。勿論そこには、病院を抜けだしたという記憶はないし、医師や看護師の顔も覚えていないという背景がありますが、ここでも重要なのは、彼女はその行動を支える世界認識をほぼ全面的に過去の経験の記憶に頼っていることです。

わたしたちが客観的な「現実」だと認識するような環境を、彼女は共有していません。彼女にとって、いま自分が置かれている環境は、基本的には過去に住んでいた処に見えているようです。しかし見知らぬ事物があるようにも見え、その点で混沌かつ朦朧とした光景です。見たことがあるようで、よく見ると知らぬ人たちがうごめいているようにも感ぜられる。雑然としたどこか異様な環境で、不安な「私」は、懐かしいよく知った昔に戻ろうとしてしまう。現在とのつながりは在ってなきようであり、過去とのつながりが強くなるばかりです。そこには自分が育ち馴れ親しんだ家や田畑、山川があり、育ててくれた両親がいる。可愛い子どもが「お母さん、お母さん」と呼んでいて、優しい夫が「私」を抱こうとして待っているのです。

つまり彼女は、つながりをより強固にしたいと欲する世界を創造し、適応している。

認知心理学が見出した根本原則は、知覚は期待によってあやつられている（manipulated）ということです。そこで不安なく暮らして行けるなら、世界がどう見えていようと、本人がそうだと思えさえすればかまいません。記憶力の喪失により現在とのつながりが失われている場合、過去の世界が現在の「私」にとっては住みやすいのです。

くり返しになりますが、環境中の刺激・情報を記憶する能力が失われ、環境とのつながりを形成できなくなった場合におこる「仮想現実症候群」（石井氏）も「痴呆老人が創造する世界」（阿保氏）も、コスリンが述べた「外界で見るもの、聞くもの、触れるものが現実を構成している、とヒトは考えている。だが脳は、その知覚することを過去の経験に基づいて組み立てている」という脳生理的原理に基づく行動を観察しているわけです。

暴流のようなエネルギー

人格とは、環境に適応するための力動的な心理体制（システム）であるらしいことを見てきました。そのようなシステムが必要なのは、結局、わたしたちの「いのち」を、ある環境で維持するためと考えられます。多重人格障害でも、痴呆状態にある人の「若返り」の現象でも、この解釈は成立します。

仏教では、心は種々の因縁——原因と条件——が集まって成り立つ現象であると解釈します。今までの例もその解釈を支持するものでした。では仏教は「いのちを維持する」というはたらきを、どう説明しているでしょうか。第四章で説明したアーラヤ識がこれにあたります。

生物学的にいいますと、アーラヤ識は遺伝情報を伝えるだけではなく、世界認識（世界仮構）をも含めた、生命維持にもっとも基本的なはたらきをする仕組みです。

生命維持のはたらきの一つは、外界からの刺激を受けとり、それに反応することです。刺激の種類を認識し、生命維持に適していれば受け入れ、不適当なら遮断する。ゾウリムシでは、対象を食べられるか否かで分別し、世界を構築する営みでした。世界仮構と生命維持とは、切っても切りはなせない作用であり過程です。なぜなら、食べられないものを食べられると誤認する世界仮構は、直ちに死につながります。そして、この過程を経て、食べられる、食べられないという情報がまた記憶（薫習《くんじゅう》）されていきます。

生命維持の基本パターンとして、［刺激 ⇅ 反応 ⇅ 記憶］という力動的相互作用は、非常に多くの生物に見られる仕組みです。

これは唯識でいうところの、現行《げんぎょう》（外界と関わりあう現在の活動）とアーラヤ識に薫習された種子《しゅうじ》（記憶）との間の相互作用に相当します。現行は「刺激」によって生じた感覚、そこから得られる認識に基づく行動、つまり「反応」によって成立する。刺激によって起こる反応は逆に刺激にも影響を与えますから、ここでも両者は相互作用を及ぼしあう関係にあり、結局、［現行（刺激⇅反応）⇅種子（記憶）］という図式が成立します。

ヒトの場合、この仕組みの効率は、コトバの仲立ちにより飛躍的に良くなっており、多くの情報を集積（薫習）できます。コトバを介するかどうかは別として、この仕組み自体をアーラヤ識と呼ぶなら、ヒトはもとよりゾウリムシのような原始的生物にいたるまで、アーラヤ識が存在する可能性が考えられます。

『唯識三十頌《じゅ》』では、アーラヤ識には「暴流」のようなエネルギーがある、と説かれています。それは、「生命力そのもの」と解釈してもおかしくありません。アーラヤ識は異名でアーダーナ（執持）識とも呼ばれ、「すべての現象している諸器官を執着・維持し、すべての生を受けるときの執着の根拠となる」と説明されています。

実際、アーラヤ識のエネルギーは、そうとう重度の痴呆状態でも周囲が感ずるものです。お金を盗られたと思う妄想の根強さ、せん妄状態にあるときの激しさにも、それは現れているようです。

「いのちが私をしている」

アーラヤ識という生命維持にかかわる仕組みを持ち出したのは、多重人格や認知能力の衰えた状態での「若返り」人格の意味を考える上で、有効に思えるからです。つまり、アーラヤ識は、いのちを維持するためには人格（主観的には「意識」）を取り換えることができるのか、ということです。

ウィリアム・ジェームスは、わたしたちには重層的意識構造があることを、おそらく初めて明言した哲学者でした。その主張は、現代の多くの臨床心理家、宗教哲学者、心理哲学者に影響を与えています。彼は主として亜酸化窒素（笑気）による「中毒」を観察し、以下のように結論しました（ちなみに笑気は麻酔に使われていました）。

それは、私たちが合理的意識と呼んでいる意識、つまり私たちの正常な目ざめているときの意識というものは、意識の一特殊型にすぎないのであって、この意識のまわりをぐるっととりまき、きわめて薄い膜でそれと隔てられて、それとは違った潜在的ないろいろな形態の意識がある、という結論である。私たちは、このような形態の意識が存在することに気づかず生涯を送ることもあろう。しかし必要な刺激を与えると、一瞬にしてそういう形態の意識がまったく完全な姿で現れてくる。それは恐らくどこかにその適用と適応の場をもつ明確な型の心的状態である。この普通とは別の形の意識をまったく無視するような宇宙全体の説明は、終局的なものではありえない（註⑫）。

わたしの臨床観察もこれを支持するものです。

通常わたしたちは、現在の意識そして意識活動の統体である自我が、唯一無二の存在様式だと思っています。しかし催眠のような暗示刺激を受けると、別人格が現れてきたりする。おもしろいことに、別人格は主人格にくらべて必ずしも影がうすいわけではない。メアリ・レイノルズの例でも、第二人格の方が主人格よりも知的で、敏感で、活発でした。ヘンリー・エレンベルガーが指摘するように、催眠を利用する多くの精神療法家がこの現象を観察しています。

今まで述べてきたコンテクストで考えるなら、外界からの刺激に対して適切な反応をするためには、まず人格的統合性が保たれている必要性があります。その最終目的は、

「いのち」は、自身を存続させるために、「いのち」の維持であるようです。とすれば、「いのち」は、自身を存続させるために、情況によって人格を選ぶことができるのではないか、と考えることもできます。

「いのち」に人格を変える力があるとすれば、わたしたちが普通何の疑問も抱かない「いのち」についての分析的陳述形式は誤りになります。つまり「主語・述語」の関係では、述語は主語の性質や働きを説明する役割をもっている。とすれば、「私はいのちを持っている」とか「私は生きている」という表現は本末転倒であり、「いのちが私をしている」「いのちがあなたとして現れている」という表現の方が、命題として適切のように思うのです。

少年時代に『怪人二十面相』を愛読し、彼（彼女？）があるときは老紳士、またあるときは艶麗な貴婦人として現れるのに、わたしは魅了されました。しかし「二十面相が貴婦人として現れる」とはいえても、「貴婦人が二十面相をしている」とは表現できないではありませんか。

わたしは一生物学徒として、ただの「いのち」よりももうすこし限定された説明概念が欲しいと考えました。それは、ある人格から他の人格へ、ある自我意識から別の自我意識へ転ずることを可能にするシステムです。古代インドの仏僧がその存在を考えたアーラヤ識は、生命維持にかかわると同時に、生命に執着するという根本のはたらきをしている意味で、そのシステムとしての資格があります。アーラヤ識は生命に執着するからこそ、生命維持のためには人格を換え、自我意識を換えることさえいとわないのです。

実体的自我は存在しない

人生の最初期の赤ちゃんの生き方を、先に述べた［刺激 ⇅ 反応 ⇅ 記憶］あるいは［現行（刺激 ⇅ 反応）⇅ 種子（記憶）］というシステムのはたらきとして考えてみます。

赤ちゃんは、空腹という刺激に対して、泣くという第一の反応をし、次にお母さんのオッパイという気持よい刺激とともに、「おなかが空いたのね」といった快適な言語刺激を受ける（清水氏の述べた「オッパイの言語ゲーム」です）。ここでオッパイや優しいコトバという生存に適した刺激を受け入れることが、適切な第二の反応です。「反応」とは空腹で泣くことから、乳房に口をもっていく、お乳を吸うにいたる一連の動作が協調している「反応系」です。

泣けばオッパイと優しいコトバと気持よい抱きしめという刺激が与えられるという現

行は、種子として薫習（記憶）され、さらに赤ちゃんの学習によってこのシステムの効率や反応の種類は増していく。たとえばお母さんの笑顔刺激に対して、笑顔反応で応える学習、またウンチが出たという不快刺激に対しても、お母さんの注意をうながす反応をします。不快刺激が除かれるまで、注意喚起反応は続くことでしょう。オムツを取り換えるときのお母さんの声と不快刺激の消失は、セットになった情報として薫習されます。この際、快・不快あるいは生命維持に適・不適な刺激に対する反応は、アーラヤ識にプログラムされていくのです。

近年の発達心理・行動学による観察は、「私」の形成について、さらに詳しく吟味し考える糸口を提供しています。たとえば健康な乳児がねむったり、目を覚ましたりするのは、連続的な状態変化だとかつては考えられていました。しかし現在では、はっきり不連続な、五つか六つでセットになる「行動状態」(behavioral states) と理解されています。

つまり、それらの状態は環境からの刺激に対し、まったく違った反応を示すということです。眠っている赤ちゃんのゆりかごをそっと揺り動かすと、深く規則的な睡眠状態（状態I）なら大声で泣き出す。しかし同じ刺激でも、浅く不規則な睡眠状態（状態II）

では赤ちゃんはほとんど反応しない（註⑬）。その一つの状態から次の状態へスイッチする転換は、ポリグラフなどで調べると、多重人格の人格変換のときの心理・生理的変化とそっくりだといいます。ここでもある環境においていのちを維持していく仕組みは、怪人二十面相が持つレパートリーを思い出させます。

以上の情報は、清水氏の「言語ゲーム」理論を基本的に支持するばかりか、ヒトには元来「多重人格」になる可能性が備わっていることを示唆します。乳児の発育とともに「行動状態」（つまりゲーム）の数が増え、一歳以上になると「行動状態」の個別性を見分けることがむずかしくなってきます。しかしこの「行動状態」は、大人でも残っているのだそうで、たとえば気分障害の情動状態や不安・恐怖症の不安状態など、ある種の精神障害において観察されるといいます（註⑭）。

今までの「私」や「人格」についての議論を総括すると、「私」「人格」もある現象であって、条件が整っている限り、種々の因子がおたがいに関係しあってその現象を生ぜしめている、ということです。つまり、仏教のいう、すべては「因縁」によって生起しているという法則にまとめることができるように思います。換言すれば、「実体的自我」は、ヒトの発育過程でも、死に近い老いの過程でも観察できないのでした。

第七章　現代の社会と生存戦略

生命と年齢の関数

認知症は病気か、老いの表現か——などと書きますと、アルツハイマー関連の疾病《しっぺい》研究者から、頭がおかしいのではないかという目で見られるでしょう。我々が明らかにしてきた臨床像や病理・病態像を全否定する気か、と怒鳴られるかもしれません。

しかし、わたしの話は、医科学的方法論やその成果ではなく、その方法論を適用する前提の問題です。そのために、病気の概念と、ある状態を病気と名づけるプロセス、その基層にある心理について、自身の考えを明らかにしておく必要があります。

日ごろ健康だと思っている人でも、今まで一度も風邪にかかったり、おなかが痛くなったりした経験がない人はいないでしょう。ですから病気の不快さは経験的に理解できます。英語で病気は disease、つまり ease（楽、安楽）が dis（壊れた）状態ですから、そのものずばりの表現と申せましょう。もう少し詳しい説明、たとえば広辞苑では、病気とは「生物の全身または一部分に生理状態の異常を来し、正常の機能が営めず、また諸種の苦痛を訴える現象」と定義されています。

文化の異なる英語圏で、ウェブスターの大辞典（第三版）は以下のように述べます。「a：楽、安らぎのないこと。b：動物、植物の全身あるいは部分の正常状態がそこなわれることであり、生命機能の遂行が阻害ないしは変更される。それらは、環境因子（低栄養、産業危険、あるいは気候）、感染因子（寄生虫、バクテリア、あるいはウイルス）、生物の内的欠陥（遺伝的異常）、それに上記の複合要因に対する反応である」。

だいぶ詳しく説明されておりますが、両者の定義に共通するポイントは三つです。第一に、「安楽が失われた状態である」、つまり何らかの苦痛があり、第二に「機能の異常」です。そして三つ目に注目されるのは、「老い」が言及されていないことです。つまり、老いは病因でも病的状態でもありません。高齢者の死と断然強い相関を示すのは加齢、つまり老いの進行ですから、老いは死への「病的因子」ではなく「必然の過程」として理解されているわけです。

この理解はいのち、生命の在り方についての解釈、つまり存在論的認識に発します。

それは、すべての生命は、誕生、成長、老化、死の過程をたどる現象であるという認識です。老いは死に至るまでの「病的原因」ではなく、いのちのたどる過程であり、また独自の表現を持ちます。このことは、病気という状態を理解するために絶対に必要な前提となります。

そもそも、時間は「現象の変化が引き続いて起こること」として定義されます。仮にいま対象として注目すべき現象が存在しない、あるいは現象が永劫にまったく変化しない場合、その現象に関して時間はないことになります（変化しない現象などというものは、ビッグ・バンで宇宙が誕生して以来ありませんが）。つまりある現象がひとつの状態から次の状態に移ることは、「時間を表現する」ことであり、同時に「時間による表現」でもあるわけです。

この事実は、わたしたちが虚心坦懐に物事（現象）を見るかぎり、自然に受け入れています。赤ちゃんは「今日は何日である」といった時間の見当もつかないし、お金の勘定もできませんが、それは当然だと理解します。生後三ヶ月の「年齢」の表現として、これらの機能を発揮するとはまったく期待しません。同様に、年を取れば肌にシミや皺ができ、筋力、運動機能、代謝能力が落ちていくのは当然です。とすれば、同時に脳の形も縮んだり欠けたりしたように見え、物覚えがわるくなり、日々の見当がつかなくなっても、時間年齢の表現と理解するのは、ごく自然でありましょう。

生命の姿かたち、その機能は年齢の関数として存在し、表現されています。その表現が自然であるか病的であるかは、それを経験する人、観察する人の解釈次第でがらりと変わる可能性があるということです。

長く伸びたグレイゾーン

高齢者では、客観的に「病気」を持っていても、本人はそうは思わない状態が広く観察されます。佐久で高齢者検診にかかわったとき、検診を受ける方に質問表をわたして健康状態と持っている疾病について答えてもらったことがあります。ほとんどの方は「健康」と答えたのですが、と同時に、ほとんどの人が高血圧、関節症、糖尿病などなにかの「病気」を持っていました。

「客観的」に病気が存在しますから、ＷＨＯ（世界保健機関）の基準では、佐久市の老人の大半が病人ということになります。しかし彼らの「病気」は、苦痛はあまりひどくはなく、薬などにより代償できる機能異常（たとえば血圧を正常範囲に保つ機能の低下）が主なものです。したがって、主観的基準を尊重しますと、本人が大して苦痛を感ぜず、それぞれの生活を営むのに差し支えないかぎり、「年齢相応の健康」を保っていると感じてもまったく不思議ではありません。つまり「健康」なのです。

この「主観的に健康」であるという心理は、がんのような致死的な病気を持っている人間においてさえ観察されました。第五章で紹介したカガワ＝シンガーによる進行がんを持つ人々への調査では、彼らが「それでも健康」だと感ずる所以《ゆえん》は、自分が社会や周りの人たちに有用で、受け入れられているという実感であるようでした（註①）。

年齢に伴う機能低下や、はっきりした病気があっても、自分が家族や友人を含む広い意味での社会環境とうまくつながって生きている、という感覚があれば、その人は「健康」でありうる。老年期はいわば長く延びたグレイゾーンであって、「病気」と思うと「病気」、「健康」と思うと「健康」といった心理現象が日常的におこります。

ゆったりとした時間の流れる伝統的文化の社会では、機能低下をきたした高齢者に「健康感」を与える仕組みがあります。第三章でみた敬語の体系はそのひとつで、ジャワ、タイなど東南アジアの多くの文化においてその働きが認められました。社会的実績のある人に周囲は敬意を払いますが、認知能力の低下した老人に対しても敬意を払うというマナーは、その人が自分の人生は価値あるものだったと感ずる上で意味を持ちます。

上手なつながり

第一章でみた杉並区の「正常老人・ぼけ老人」調査では、「正常老人」と思われた人の一割近くが、かなりの知力低下を示していました。彼らは認知能力が落ちていても、自分も周囲も健康だと思っているようですし、沖縄県佐敷村の調査でも二七人がはっきりした「痴呆」であるのに、周辺症状を示していませんでした（註②）。彼らは敬老思想に守られ、穏やかに生活をしており、同じような観察はベトナムでもあります。

周辺症状の不在が認知能力の低下した人々での「適応」を示すとすると、高齢で脳の機能低下があっても、家族や地域の人々、自然などの「自分の環境」とうまく「つながり」ながら、不安などの精神的「苦痛」を感ぜずに生活をつづけているなら、機能低下は「老いの表現」と考えることができます。

これまで見てきた定義によれば、病気とはあくまでも年齢に相応しない機能異常（亢進や低下）がある場合、さらに年齢に伴う（たとえば脳の）機能低下があると同時に「苦痛」が共存する状態です。自分の置かれた環境とうまくつながることで苦痛が和らいだり無くなったりするとすれば、そんなつながりの有無が、病気の有無を決定するように見えます。

認知能力の落ちた高齢者にとっての「うまいつながり」とは、主として杉並区、佐久市、沖縄の調査に基づいた知見によりますと、（1）周囲が年長者への敬意を常に示すこと、（2）ゆったりとした時間を共有すること、（3）彼らの認知機能を試したりしないこと、（4）好きなあるいはできる仕事をしてもらうこと、（5）言語的コミュニケーションではなく情動的コミュニケーションを活用すること、などによって形成されるものと考えられます。

「病気」の増殖

二〇〇六年六月、イギリスの医学誌『ランセット』（No.9533, July 29, 2006）は、アルツハイマー病についてセミナーを開きました。それによれば、認知症の有病率（病気が存在する割合）は、西欧諸国では八五歳以上で二四〜三三％と推定されています。途上国からの報告はまだ少ないものの、認知症者の六〇％は西側に住むということです。

この報告は二つの意味で興味深いものです。第一に、認知症の大部分を占めるアルツハイマー病は、この半世紀足らずの間に気づかれてきた病気であること。冒頭でふれたように、アメリカでは、わずか四半世紀のうちに患者数が一〇倍に急増しました（註③）。感染症でもなく老人人口もそれほど増えていない以上、この間にアメリカ社会がその「病気」の存在に気づいたということです。これは医学的だけではなく、患者家族、政治家を巻き込んだ社会運動によってなされたものでした。

医学的には当時「老年痴呆」と呼ばれ、脳の動脈硬化に伴うと考えられていた状態がアルツハイマー病として認識が改められ、老年痴呆がアメリカの死因の第四位を占めることに注意が向けられました。次いで国立老年病研究所が発足し、潤沢な研究費で研究者を集め強引に成果を発表させたのです。また医学界は、ごく軽い認知能力低下があっても「軽度認知障害：ＭＣＩ」という境界領域を設けて、それが正真正銘のアルツハイマー病に移行する可能性が大きいことを示唆しました。アメリカという、活力はあるが不安な心に満ちた社会では、この病気への関心が強くなるばかりです。

社会的にも「アルツハイマー病と関連疾患協会（ＡＤＲＤＡ）」という患者家族を中心とする組織が結成され、議会やマスコミに強力かつ活発に働きかけました（註④）。

第二に、病気の気づかれ方が、忙しい社会、先進国で断然多いことです。これには幾つか理由があり、途上国ではソマリア、ケニア、スーダン、ネパール、スリランカ、ハイチなど、政情が不安定で保健統計を取るのが不可能と察せられる国が数多くあります。人口構成が若い人に偏る、多産多死の国でもそうでしょう。しかし文化人類学的観察や、東大の国際保健専攻という大学院にいて途上国を訪れて得た経験でいいますと、伝統的慣習が強く残されているこれらの社会では、認知能力の衰えを「病気」ではなく「老いの表現」として認識していることの方が多いようです。

「現象」は、見る人の関心や問題意識、さらには情動により、異なる解釈がなされます。ある現象がどの様に病気化されるのか、その心理的要因を考えてみましょう。

苦痛を病気化してしまう

虹という気象現象は、世界のどこでも変わりませんが、文化によって色の区別が違います。日本では七色、英語圏では六色（藍がない）、北ローデシアのある部族では三色です。これは各文化における、その現象に対する関心の強さに由来します。日本で雪や氷の色は「白い」「透きとおった」などごくわずかですが、イヌイットの文化では何十色もある。牛と共に生活するマサイ族では、牛のまだら模様について百を超える区別があるといいますが、わたしたちはブチぐらいしか思いつきません。

氷や雪の色、牛の皮の模様に、生活をする上で重要な意味があることは容易に想像がつきます。獲物を狙う上で雪や氷の状態は不可欠の判断材料ですし、資産としての牛のまだらは所有物の同定に必須と考えられます。関心の度合いが強ければ強いほど、細密な区別がされるようになるのです。

第四章でふれたソシュールの喩えで、世界はつながった無地の砂地みたいなもので、そこをコトバで網目模様に分節するのだといいましたが、これは感覚的にも頷けます。はじめて外から眺める熱帯樹林は、もこもこした緑の連続のようですし、足を踏み入れたことのない草地はたんに雑草がはびこっているように見える。しかし樹の名を覚え、草の素性がわかることにより森も草地も分節され、表情が認められてきます。

世界がすべてそのような性格を持つとすれば、網目のついていない現象世界に安住できない「不安なこころ」は、常に世界を新しく分節していくでしょう。医学の世界は、まさにそのような事例に満ちています。たとえば「何々症候群」の類ですが、「うつ」とされる状態にも、時として首を傾げざるを得ない場合が見つかります。

病気の定義の基本は「安楽」が失われることですから、今いる状態についての不安や不満などの明確な苦痛ともいえない苦痛があれば、病気の萌芽が生じたともいえます。それは、自分の置かれた世界と「うまくつながっていない」情況で生じるようです。困難をひとつ乗り越えると、世界とのつながりはより強くなります。かつて青年期の煩悶などは、人間的成長を遂げるために必要なステップと考えられていましたが、現在は精神的苦痛に価値を認めない傾向が強くなりました。とすれば、一番手っ取り早い対応はその苦痛を「病気化」することです。

精神科の診断基準として使われるＤＳＭ（Diagnostic and Statistical Manual）では、「意欲がない」「眠れない」などの症状がある期間続くと、暫定的に「うつ」という診断が附けられます。借金に追われている、失恋した、酒がもとで会社をクビになった、同棲相手とうまくいっていない、という理由でも抗うつ剤がだされる。しかし、これは病気のための抑うつではないので、当然ながら薬は効きません。こういう人たちは自己をコントロールする力が弱いため、眠れない状態が少しでもあると睡眠薬を欲しがり、「わたしはＰＴＳＤ（心的外傷後ストレス障害）ですから診断書を書いてほしい」と要求します。若い精神科医たちは何の抵抗もなく睡眠薬や抗うつ剤を出し、診断基準を片手に「これは何点ですからうつ」あるいは「あと症状が三日つづけば立派な大うつ病」となり、やがて薬が効かず「この症例は治療抵抗性です」となります。

人間は幾晩もの眠れない夜を耐えて成長する、というかつては当たり前だった解釈がもう通じないのです。生活において遭遇する不愉快な出来事、苦痛を伴う体験の多くは、心的外傷と見做《みな》されるようになります。苦痛を伴う体験に意義が認められないなら、それは自己に対する悪意ある攻撃によりもたらされたトラウマ、と感じるのも理解できます。

特に市場原理主義が横行し、人間を切り捨てることで効率を上げるのが当然という競争社会では、苦痛の意義を認めるのはむずかしくなります。そして苦痛を持つ人間は医療機関を訪れることにより「苦痛」を「病気化」するのです。

自由と不安

人は学ぶことにより新しい知識の領域が開け、技能を身につけ、人々と知り合います。学ぶという「経験」は、その人とその人が置かれた世界とのつながりを強化します。どの経験にも何がしかの学びと苦痛と楽しさの要素が含まれ、その経験を「学び」と認識するか、あるいは「楽しさ」、「苦痛」と認識するか、その度合いによって経験自体の印象も、もたらされる結果も大きく違ってくるでしょう。

経験する人の心理状態によって、どう認識するかの度合いは大きく違ってきます。無心でいるときと不安がある場合とでは、経験の印象や学びがまるで違うのです。「不安」を、次になにが起こるか判らないときに生ずる不快な情動、とごく簡単に定義しました。次に起こることについて知識も情報もないという状態は、つまり、そのことと自分の関係性が判らないことです。つまり自分の置かれた世界と、自分との「つながり」が失われた、あるいは見当たらないという認識に伴う感覚です。およそ病気化を行う心理の基層には、このつながりを失っているという認識と感覚が常にあるように見えます。

歴史的に見て、人は生きていくために、いつも額に汗して働いてきました。働くという「経験」には、学び、楽しみ、苦痛という要素が、常に分かちがたく含まれます。「生きていく」という営みは、自分と世界をつなげる作業ですが、つながるという感覚は安心を与えると同時に、束縛されているという感覚でもある。「人は自由であるべきだ」というスローガンには、束縛に対する強い嫌悪感が読み取れます。

一六世紀から新大陸に移民したイギリス人たちは、母国における宗教的束縛や政治的混乱、さらに資本主義の発展に伴う経済的貧窮などから逃れて行きました。先住民を殺戮ないしは駆逐し、自立自尊で努力し、経済的欲望の赴くままに富を追求しながら「自由」な社会を作りました。しかし、そこにはホッブス的な「万人が万人の競争相手」といった意識、根源的な他者不信の念が濃く、同時に強い「不安」が遍在するようです。そのことは、現在のアメリカ社会での、精神医学的には代償行為としての過食に起因する肥満、さらにうつ状態の高い有病率などからもうかがうことができます。

日本とて、不安の遍在という意味ではアメリカに劣りません。敗戦国として戦勝国の価値観をそのまま正しいものとして受け入れ、人間は自由平等であり権利を持つ存在だという説が受け入れられました。個人が全体へ奉仕することは「全体主義」であると忌避され、「家」という制度は廃止されて大家族から核家族へと代わり、地域の関わりは薄くなり、人間関係も希薄になる一方でした。戦後の経済発展により、暮らしの上では豊かになりました。煩わしいつながりを次々と切っていき、自由な個人が民主的社会を創ったとされています。しかし、そこにはやはり不安の遍在が生じました。

つながりの不在による不安なこころが「病気」というラベルを貼ってもらうことは、心理力動的に、何かにつながりたいという希求の一表現のように見えます。豊かになり、人間関係が薄くなり、そして競争という他者不信の雰囲気に満ちた環境では、「病気化」が進行することは避けられないでしょう。

言語習得の心理ステップ

ここで環境や世界と「つながる」ことについて、もう少しきちんと説明する必要がありそうです。世界とつながる現象には、深層意識的な営みがその中核にあり、そのことの説明は、現在のわたしの能力をもってしては、ほとんど不可能であるようにも感じます。しかし擬似的であっても、具体的イメージがあるほうがいいでしょう。

世界とつながる行為の代表的なものは、言葉の習得です。ある国で生活する場合、その国の言葉ができなければ生き延びることさえ難しくなりますが、母国語は苦労とも思わずにいつの間にか使っているので、「つながる」という経過を意識できません。また「お母さん」という言葉は、抱いてお乳を飲ませてもらったり、子守唄を歌ってもらったりした感覚と始めからつながっていました。「お母さん」という言葉、つまり指示記号は、最初から対象そのものを表象していることに一瞬たりとも疑いを抱きません。

一方、ある程度の年齢に達してから外国語を習得する場合は、その習得の各段階をいやおうなしに意識させられます。記憶力が鈍った脳ミソを酷使し、指示記号とその対象をつなげる作業はいかにも大変です。しかし同時に、進歩つまり「つながり」の経過を感じ、そこに働くつながり形成のダイナミズムを推察することも可能になります。

第一に、記憶力が認知症の人ほどは衰えていなくとも、習得に必要な主体的要因は「持続的努力」（忍耐と積極性）しかありません。外国語を自然に習得する年齢を過ぎてからマスターしようと思うなら、日々の練習、忍耐が必要です。また、その外国語を母国語とする人びとに話しかける積極性が必須になる。その言葉の生活に入らなければ、その文化で用いられている言葉の地に付いた意味は理解できません。

第二に、習得には段階性があります。もとより外国語を自家薬籠《やくろう》中のものにするまでの経過は、なだらかなものではありません。忍耐という心理要因が必要であり、進歩の感じられない期間は忍の一字です。しかしあるとき、「自由になった」と感ずる不連続的な段階が現れます。習い始めは真似、ついで自分の意思を伝える構文がなされなければなりません。はじめは毎日繰り返し同じ「挨拶」をする、いわば退屈な段階ですが、ある日突然、簡単な構文ならすらすら言えることに気づきます。日常会話ぐらいなら比較的早く到達するものですが、内容のある考えを開陳するのには、さらなる練習が必要です（実際母国語でも、才能と組織立った訓練がなければ、その言語文化の極限に達するほどまで駆使できません)。状況要因として、自分の考えを発表する場が与えられるか否かで、進歩の段階を上がる速度が違ってくるのも当然でしょう。

心理的には各段階を上がるにつれ、それまでの不全感が解消する解放感を経験し、自信がつきます。その言語世界と確実につながるには、「その世界に展開するいかなる情況にも対応できる自分がある」という感覚、つまり「自信」が必須の成分であるように見えます。それが、その世界での積極的な生存感覚に根ざしていることは、いうまでもありません。これと反対に、異文化世界で言語によるつながりが付いていないときの基本的情動も、認知能力低下の場合と同様に「不安」です。

第三に、言語的につながることによってしか生き延びられない、という開き直った生存感覚も重要です。異言語世界とのつながり形成を成功させない理由に、同じ繰り返しをつづける根気の欠如、人の中に入れない消極性や恥ずかしがり、挫折に対する敏感すぎる感性など、いろいろ主体的要因があるでしょうが、いずれにせよ言語習得の失敗が即生存を難しくするというような切迫した意識は不在です。

実際には、外国語習得という作業ではそういう切迫感がきわめて重要です。ヨーロッパで強国に挟まれた弱小国の住民が多言語を操る現象は、昔から知られていました。わたしがアメリカで診たある東欧出身の人は、八ヶ国語を喋りました。彼はソ連やユーゴなどいくつかの国の軍隊に入った経験があり、食べる、寝る、排泄する、など生きるのに中核的な語彙を含む異言語を瞬く間に学習する能力を培ったから生き延びてきた、と話していました。

これらに劣らず重要なのは、状況要因です。優れた教師のような、助けになる人との遭遇という状況要因に恵まれていたから、外国語習得に成功したとみられる例は多くあります。その中でもっとも有効な方法は、現地の人と親密な関係を作ることでしょう。「硬い言葉は机の上で、柔らかい言葉はベッドの上で」という教訓があります。やはり異種の言語文化世界とつながるには、生存への「主体的働きかけ」と「周囲の助け」との双方が共に作用し合っていると考えなければなりません。

結局、自分の置かれた世界とつながるという視点から見ると、主体的な要因と環境や状況要因の双方がうまくかみ合う必要がある、という常識的な結論に落ち着きます。世界とつながろうという主体的欲動が強いなら、状況要因にあまり恵まれなくともつながることはできます。逆に弱くなれば、状況要因に恵まれる必要があります。

心理の視点から見ると、ある世界とつながるとは、そこにおいて不安なく生存が可能であるという感覚が形成されることのようです。しかもその感覚は、表層意識的理解というより、深層意識的認識に基づいていることに留意すべきです。

日本特有のひきこもり

認知症を、環境世界とのつながりが失われる過程として観てきました。記憶や見当識や物事を計画する機能が失われることは、自己が置かれた世界との隔絶、つながりの消失を意味します。そこに生ずる基本的な情動は、いうまでもなく「不安」でした。

認知能力の低下は、通常、人生の最後に近くなってから現れます。しかし日本では、認知能力が落ちていないのに、世界とつながりを紡ぐことに失敗する現象が見られます。欧米ではほとんど見られない、若い人たちの「ひきこもり」には、そこに生ずる情動としてやはり強い不安が根底にあり、焦燥や怒りに転化しているように見えます。

「ひきこもり」は、英語の withdrawal の訳語といわれますが、斎藤環氏によれば英国インデペンデント紙は"hikikomori"とそのままローマ字表記をしていたそうですから、欧米にはなじみのうすい現象であることがうかがわれます（註⑤）。隣の韓国で「ひきこもり」が注目されるようになってきてはいますが、その数はやはり日本に比べればはるかに少ないといいます。また東南アジアの貧しい国では、経済的に起こりえない社会現象であると指摘されている事実は注目されるべきでしょう。

「ひきこもり」は、統合失調症などの精神疾患にも見られるように、現実に適応できなくなったときに現れる自己防衛機制の一つと考えられていますが、この状態は精神疾患ではありません。高塚雄介氏によれば、最近増えている無気力症候群や境界性人格障害と重なる部分もあるものの、やはりそれらとは違う状態だといいます。とすれば、現実場面からの意図的な自己逃避でしょうか。高塚氏は「明確な意志のもとに『ひきこもり』をしている」のでもないといいます（註⑥）。つまり、修験者が強い意志をもって世を避けるのとは違いますから、今のところ、ある種の社会的状況において生ずる「状態」あるいは「現象」としか言いようがありません。

個人を超えた社会的状況の産物という解釈は、他のひきこもりカウンセラーによっても共有されています。たとえば田中千穂子氏は、「ひきこもっていた人々に、その状態から抜けだしてからしばらくして、ひきこもった当時のことをたずねることがあるのですが、『よくわからない』という言葉が返ってくることが多い」と述べています（註⑦）。いじめや学校のクラスでのつらい体験のように特定できる事件があったとしても、それは原因の全てではなく、きっかけに過ぎません。本人もよくわからないままに「なんとなく」その状態に入ることが多く、したがって「本人もよくわからないということの意味は、個人のレベルを超えた問題がある」と指摘しています。

臨床的に見ると、「ひきこもり」には家庭内暴力のような問題行動が伴うことがありますが、あくまでも家庭内に限られ家庭の外に及ぶことはなく、また「ひきこもり」の強迫症状と言われるものも、入院などの環境変化ですぐに消失します。環境いかんで症状が左右される事実は、その症状が内発的疾患や深い心理的葛藤やトラウマに根ざしているのではなく、たんに状況に対する反応(過敏すぎる反応と批判する人もありましょう)として現れていることを強く示唆しています。

「ひきこもり」を簡単にでも定義しておきます。厚生労働省の厚生労働科学研究事業「社会的引きこもり等への介入を行う際の地域保健活動のあり方についての研究」(〇三年)によれば「社会的ひきこもり」(註⑧)の定義は、次のようです。

(1) 自宅を中心とした生活

(2) 就学・就労といった社会参加ができない・していない者

(3) 以上の状態が六ヶ月以上続いている

（4）ただし、統合失調症などの精神病圏の疾患や中等度以上の精神遅滞を持つ者は除く

（5）また就学・就労はしていなくとも、家族以外の他者（友人など）と親密な人間関係が維持されている者は除く

普通の能力を持ちながら、社会からまったく孤立した姿が浮かんできます。彼らの性格について、九五年から不登校・ひきこもりの支援をしている五十田《いそだ》猛氏は、「年齢を超えて、不登校やひきこもりの人に共通していることは、性格的なことです。やさしい、おとなしい、まじめ、几帳面、正直、素直、内向的、細かい、考え深い、神経質、内気……」といい、これらをまとめて「繊細な人」と表現しています（註⑨）。

しかしわたしには、これらの性格は典型的な「日本人の性格」、しかも伝統的な日本社会で好ましいとされてきた性格であるように見えます。ただし、彼らのカウンセラーが例外なく指摘しているように、きわめて傷つきやすいという特徴があります。田中氏は「彼らのやさしさとも、か弱さとも、線の細さとも、言葉ではどうにも表現しきれないほどの傷つきやすさ（脆弱性）を感じます」と述べています（註⑩）。

失神するほどの無力感

上山和樹氏の著書『「ひきこもり」だった僕から』を読んだとき、わたしは彼の並外れた感受性と内省力、表現能力に感銘を受けました（註⑪）。その表現力は、中学のときから二百冊を超える日記をつけることで、培われたのかもしれません。

彼も、なぜ「ひきこもり」になったのかはっきりしません。ただ幼いときから、優しく繊細な心を持っていたようです。中学三年で高校入試準備に突入する頃、朝学校に行こうとすると激しい腹痛と下痢が起こり、勉強に手がつかなくなります。それまで学年で最高の成績を収めており、「落ちこぼれる恐怖心」から必死の努力をつづけますが、たびたび学校を休むようになります。どうにか進学校に入学しますが、初日に「理不尽に自分を殴った教師に腹が立って」一日で学校に行かなくなり、「ひきこもり」が始まります。彼の場合、いろいろ不愉快な経験をしますが、わたしから見て明確な「ひきこもり」の原因は見当たりません。彼自身、「私は、自分がなぜああいう状況におちいってしまったのか、まだ明確な『答え』を持っていません」と述べています。

ひきこもっている状態での思考は、焦燥、不安、恥辱、怒り、恐怖などの強い情動の中での堂々巡りであることがうかがえます。その状態を氏は正直に、鮮明に描写しています。一言で言うとそれは、世界につながろうとしてつながれない人の情念、と言えましょう。わたしが痴呆状態にある人たちに観察したそれと、根本において同質なのです。ただ当然ながら、「ひきこもり」の人は認知能力が衰えた高齢者に比べ、エネルギーの量が何桁も大きく、氏はその状態を「クラッチを失ったエンジン」にたとえています。「自分自身はものすごいエネルギーを蓄えこんでいて、一生懸命アクセルをふかすのですが、どうしてもその動力が有効な形で外部世界につながっていかない。すべて空まわり。この無力感は、もう失神するほど強烈なものです」（註⑫）。

そこに同時に激しい怒りが生ずるのは自然でしょう。「現在」に絶望していて、未来は見えず、過去に固着せざるを得ません。過去には「現在」につながる一切があるが、その一切が呪わしく、過去に自分を侮辱し苦しめた人間、教師や友人、「彼らへの怒りの感情が突然胸の内にせりあがってきて、制御不可能になり、突然大声を張り上げたりしました」（註⑬）。

自分 vs. 世界

「ひきこもり」の状態では、自己と世界の関係は、あたかも二つの宇宙が対峙しているように見えます。もちろん「宇宙」といっても自己は極微の存在であって、「世界」の中に包摂さるべきものです。ところが両者の異質性がそれを許さない。それを上山氏は以下のように表現しています。

「『自分 vs. 世界』、自分がいて、その自分が入っていけない『うまくいっている』世界がある。道ゆく人も、親も、昔の友人も、すべてが『世界』の住人。『世界』に仕込まれた諸々のルールが身に入っていて、うまくやっていける人々と、そういうルールの一つ一つに身がきしみ、なぜか『耐えられない』と感じてしまう自分のような人間と。眼に見えない『こうすべきである』ルールに体が拒絶反応を示さない人々への、羨望と、激怒と、軽蔑と。自分の中以外の場所から、ニンゲンの声が聞こえてくる気がどうしてもしない。どこにもアクセスできるポイントがない」(註⑭)。

「自分 vs. 世界」という感覚、世界の中で自分の声だけが孤立しているという感覚は、彼の言うように「決定的」でしょう。

前に、ウィリアム・ジェームスの「私のもの(mine)」と《私(me)》とは区別することができない、重なり合う心的経験である、という指摘を紹介しました。私の能力や身体だけでなく、家族、仕事、財産などあらゆるものが、私に「私のもの」という意識を呼び起こさせます。「自我の網をかぶせたもの」すべてが「私（自我、自分）」の感覚を呼び起こすのです。ところが「ひきこもり」の「自分」には、そういった自我拡大につながる要素がなく、裸の「自分」以外はすべて異質な「世界」に属するという感覚が注目されます。そこには、ほとんど絶対的な孤立感・断絶感が推察されます。

「自分 vs. 世界」という感覚は、表層意識での認識ではなく、深層意識から浮上してきた根深さを持つようです。なぜ深層意識的かと言うと、それは深層意識的な自己観に関係しているからです。

自立とつながりの自己

第一章で、認知能力の低下を怖れる理由に、日米の文化差があることを述べました。日本の回答者は圧倒的に「他者」に迷惑をかけるから、アメリカ人は自己の自立性が失われるから恐怖する。自己の存在を考えるとき、常に他者（特に身内の者）の存在を意識しているか、あるいは一つの独立した「宇宙」として自己を自覚しているか――ヘーゼル・マーカスとシノブ・キタヤマは前者のような文化的自己観を「相互協調的自己観」、後者を「相互独立的自己観」と名づけました（註⑮）。これらの名称は硬すぎるので、わたしはそれぞれ「つながりの自己観」、「アトム的自己観」と呼びかえています。

「アトム的自己」で自己は、他者から切り離された独立した「宇宙」（「世界」と言ってもよいでしょう）であり、利己的な判断・意思決定・行動主体です。他者もそのような存在として理解され、何かを成し遂げようとするとき考慮に必要な関係項は、自己の才能、性格、野心、欲求などであり、他者はその目的を達成するための二次的存在に過ぎません。この種の自己観の持ち主にとって、他者が敵か味方に分かれやすいのも自然でしょう。競争が激烈な社会では敵味方の感覚はさらに強まりますから、認知能力の衰えは自己という宇宙全体の崩壊と感じられるのも当然です。こうした「アトム的自己」は、北米やヨーロッパの文化圏に支配的に見出されます。

「つながりの自己」にとって、他者は切っても切れない、つながった存在です（このときの他者は同じ集団、世間の一員と認識される者であって、明らかに異質な者は入りません）。何かを行おうとするとき、無意識的に他者の意向が関係項として入ってきますから、他者に迷惑をかける存在になるのを恐れます。その感覚はつながりの深層感覚がしっかりしているほど強くなるでしょう。

たとえば戦前の日本では、好きな人ができても、一緒になれるかどうかに直ちに親や身近な人の意向、世間の目などが考慮に入ってきました。「つながりの自己」において、深層意識的つながりが（過去の貧しい日本のように）強固であれば、自分の属する「集団」の一員として考え、意思決定し、行動するのはきわめて自然な心理的ダイナミズムでした。そこで問題とされるのは、個人が集団の規律や規範の枠を越えて「自分勝手」とされる行動をとる場合でした。「つながりの自己」は、アジア、アフリカ、南米など、北米・ヨーロッパ以外のほとんどの文化圏で一般的なものです。

甘える理由

こうした文化的自己観が、深層意識のレベルで働いている証拠をいくつか挙げます。

個人的な例で恐縮ですが、わたしが医学生のとき、英会話を習いました。当時は日米安全保障条約をつづけるか否かで学園は騒然としていました。アメリカ人の英会話教師に「貴方の意見は」と問われて、「我々はこう考える」と答えると、彼は怪訝《けげん》な顔で「私は貴方個人の意見を聞いているのであって、貴方たちの意見を聞いているのではない」。確かにそうだと唸って「私はこう考える」と言い換えたのですが、次に意見を述べようとすると、いつの間にかまた「我々は」に戻っているのでした。同様のエピソードは木村敏氏の『人と人の間』（弘文堂）でも挙げられており、日本の哲学者はなぜ「我々は」と言うのか、と氏はドイツ人に尋ねられたといいます。

「アトム的自己」では、自分が意識できない「認識の偏り」が生じています。それは「根本的帰因エラー」と文化心理学で呼ばれ、誰かがある行為を（良きにつけ悪しきにつけ）行ったとき、それをその人の性質や人格の所為と認識し、その人が置かれた状況要因を無視する傾向です。たとえば、殺人事件を起こすと、アメリカ人はその人に凶悪な性格、異常気質があると考えますが、中国人はその人が置かれた環境要因を重視します（註⑯）。「アトム的自己」では意思決定や行為において自己の能力、野心や性格のみが関係項ですから、当然生ずる偏りでしょう。

さらに、情動のレベルでの方向性の違いがあります。アメリカ人大学生は、自分が他の人たちよりいい成績を取ったなど、他者集団から離脱する場合に生ずる感情が「幸せ」として感じられるのに、日本人学生は他者と一緒に何かを成し遂げた、というような他者とのつながりを強化するときに起こる感情が「幸せ」として経験されるのでした（註⑰）。

結局、今まで挙げたような現象は、深層意識の存在を想定すると無理なく説明できる心理的ダイナミズムです。土居健郎の『甘えの構造』（弘文堂）など、数々の日本人論が示唆する心理的事実は、「つながり」を感じている状態は、情動的な安定を保証するということです。「甘える」という行為は、相手との関係を全面的に受け入れたうえで、自分のある種のわがままを相手に受容してもらうことを期待しています。換言すると、つながりは、相手にとって迷惑かもしれないことをしても壊れないほど強固である、という安心感が自分にはあります。相手とつながっているという強い深層意識的認識があれば、甘えることも容易だし、安心感もまた強くなるのです。

つながりの感覚が安心感を与える現象は、終末期の医療に携わると特に強く感じます。つながる対象は家族、子孫、国家、自然、神仏、なんでも良いのです。あるプエブロインディアンの老人が謳った詩には、自然のなかで全てと調和しながらつながった感覚がうかがわれます（註⑱）。

今日は死ぬのにもってこいの日だ。
生きているものすべてが、わたしと呼吸を合わせている。
すべての声が、わたしの中で合唱している。

すべての美が、わたしの目の中で休もうとしてやって来た。
あらゆる悪い考えは、わたしから立ち去っていった。
今日は死ぬのにもってこいの日だ。

大乗仏教の深層心理学である唯識も、宇宙のすべてが「つながっている」という真実性を体感的に意識すること（わたしはそれが「悟り」のエッセンスだろうと思います）が、存在論的に、究極の不安のない状態であると論じているのではないでしょうか。

生存戦略の大転換のなかで

生まれてから成長期にかけて、子どもは親や学校、遊び仲間を通じて自己観をも含む世界認識を形成します。そのとき、「つながるべきか、つながらざるべきか」という生存戦略的な選択をしなければなりません。

生存戦略という理由は、深層心理での自己認識が「その生存していくべき世界」の認識に相応しているからです。「アトム的自己」は、ホッブス的世界、性悪説の世界を想定します。その判断や意思決定に必要な関係項は、自己の持つ能力、意志といった純然たる内的要因だけであり、それは切り離された宇宙、利己的思考・行動主体です。他者も同様に利己的思考・行動主体として理解されていますから、自己の欲するものを追求する場合に他者は競争相手であり、潜在的な敵になります。競争するのはごく自然であり、相手が自分と対等かそれ以上のときは競争のルールを作るが、自分より劣る場合には、その差を拡大するか保つ工夫をします。圧倒的にこちらが優位ならば、相手を征服し奴隷にすることも厭いません。

他方、「つながりの自己」が選択されると、意思決定や行為において他者の意向を常に考慮する煩わしさはあるものの、他者が自己の生存に必須であるという深層意識的理解は、他者が「善」であることを前提にします。寝首をかかれる不安は少ないのです。もちろん、自己とつながる「他者」にどのくらいの範囲までを含めるのかという問題がありますが、いずれにせよ生存の道行きにおいて、不安より煩わしさを選択する戦略的方針が採用されています。自己と他者が構成する全体が善であるならば、そこでは自己を全体に埋没させる心理も湧くことは自然であり、結果平等主義的な全体が期待されます。

閉鎖系生存体制の鏡とも言うべき日本の育児法は、伝統的に他者とのつながりを重視するものでした。「いい子」とは素直で親の言うことに従順で、優しく、気配りがあり、勉強のできる子ですから、典型的な「つながりの自己」を形成している人たちでした。（ここで、ひきこもり現象を起こした人たちが、前述したように共通して「いい子」であったことが注目されます）。

もし、子どもの「つながりの自己」的生存戦略感覚が形成され始めたところで、その子が置かれた「場」の雰囲気が変わって、反対方向の生存戦略にスウィッチされるとどうなるでしょうか。つまり、他者とのつながりを重視するより、他者は競争相手で潜在的敵対者であるという認識を持たされ、思考、判断、意思決定、行為のすべてから自己の意志・能力以外の他者という関係項をはずすことが「正しい」とされるのです。

どんどん利己的に意思決定し行動する、すなわち「自立して行動する」ことが求められるなら、それは典型的「つながりの自己」が「アトム的自己」として再出発することを強制されることです。性善説的全体は突如として性悪説的他者に変身するのですから、このとき深刻な深層心理的混乱が生ずることが予測されます。その混乱は、優しく、素直で、繊細な「いい子」、「つながりの自己」的傾向の強い子に特に大きいと思われます。

この心理的混乱を打ち明けようにも、それを理解し、相談に乗ってくれる人がいないのが、現在の日本のふつうの家庭、学校、社会環境です。子ども自身が、深層心理的混乱を明確に意識化することは不可能ですから、やがて混乱は身体化され、上山氏のように過敏性大腸として現れるかもしれません。しかし本人には不安と焦燥以外、はっきりした感覚は経験されず、そういう状態ではキレやすくなるのが当然です。混乱した子どもは、「ひきこもり」という日本社会の経済状態が許す隙間に逃げ込むしかないのです。「場」なる言葉を使いましたが、これは親、教師、遊び友達の群れ、社会・自然環境、生活パターンなどすべてが含まれる包括的な生存環境を意味する概念です。雰囲気の変化とは、つながりの形成に役立つ生存刺激の消失と、一方で個人を自立（孤立）させるよう働く刺激の増加です。それには家庭や学校の教育方針の変化のみならず、核家族少子化、個室所有、遊び友達の群れの消失、競争、ゲームへの没頭などがあります。

キレる理由

認知症の人は、自分と世界をつなぐ認知能力が失われるにつれ、認知機能を用いざるを得ない局面で、きわめて不安になります。不安はすぐ怒る（易怒《いど》性）方向に現れたり、仮想現実にひきこもる現象に変容したりします。しかし、その根底にある心理的ダイナミズムは、世界とつながりえない状況における自己防御的対応であるようです。

若い人でも世界とのつながり形成不全がある場合、やはり同様の現象が観察されます。軽度のものならば、「キレやすさ」として多くの日本人に認められるようになりました。思考、判断、感情表出のような行為において、かつての日本人のように「他者の意向」を深層心理的に組み入れておらず、行為を決める関係項は自分の中にしかありません。過去の乏しい経験に基づく規範的自制なぞは、筋金入りの「つながりの自己」から見るとひどく弱々しいものです。どのように判断し、行動すべきか判らない状況で生ずる不安が、すぐに「キレる」という行動に転化してしまうのは不思議ではないでしょう。その能力がないのに、適切な判断と行動を迫られるときに起こる気持は、認知能力が衰えているのに認知機能を使うことを強制される場合に起こる気持と同質です。

世界とのつながり形成不全がもっと進むと、自己防御的対応もさらに顕在化します。痴呆状態の仮想現実症候群に対応するのが、「若年性仮想現実症候群」とでも称すべき現象です。岡田尊司《たかし》氏が『脳内汚染』の中で記載したゲーム中毒の子どもたちは、そのような仮想現実の世界に生きています（註⑲）。彼らには、自制心、持続的努力をする能力、他者への配慮の三側面の低下が顕著です。「アトム的自己」の極めて未熟な姿ですが、他者とのつながりに関係する、大脳の腹内側前頭前野の機能不全があると推察されています。

「ひきこもり」は、仮想現実に生きる状態から、悶々として何とかしなければと悩む状態まで、幅が認められます。しかし「ひきこもり」の数が数十万、一〇〇万という社会現象である場合、ひきこもっても食べていけるという経済的豊かさと、不本意ながらもひきこもりを容認する優しい文化があります。貧しい国では余裕がないし、子どもは成人すれば親から離れることが伝統的生活規範としてある国でも成立しません。つまり「ひきこもり」とは、つながることもできず、自立することもできない状態なのです。

自立社会の呻き声

「ひきこもり」に関する報告や著書を数多く読みましたが、日本精神衛生学会理事長であり、臨床心理士として活躍されている高塚雄介氏の所説は、まさにわたしの「ひきこもり」についての見方を裏付けるものでした。以下に氏の所論を引用します（註⑳）。

さて、「ひきこもり」には人間関係に対する怯えであるとか自信のなさというものが、つきまとうとしても、いったい何に対する怯えであり、何に対する自信のなさなのでしょうか。人間関係とは言っても、その何を怖がっているのでしょうか。私はその問題を解く鍵が、今日の社会が絶対的に重視している行動パターンと、それを推し進める価値意識の中にあると見ています……。それは「自立」ということです。この「自立」の課題を早くから背負って生きる子どもや若者の中に、実は「ひきこもり」がじわじわと増えつづけているということに注目しなければなりません。

高塚氏によれば、二〇世紀後半、日本が近代社会としての自信を確立するために、もっとも力を入れて教育してきたのが、この「自立」した人間を育てるということでした。家庭のしつけでも学校教育でも「自立」した生き方が大切だとされましたが、それまでの日本人の生き方は個としての存在よりも、集団の一員としての存在の方が重要だと思われていたのです。主体的に判断し行動する「自立」した生き方は、民主主義社会を実現し二一世紀を生きるために必要であるとしても、そこには「落とし穴」が潜んでおり、それが「ひきこもり」という現象をもたらしているというのです。

その「落とし穴」とは、自己決定に必要な葛藤処理能力、つまり自立能力を育てないままに、知識や技術を詰め込む「早期教育」を行ってきたことです。もともと心の中には矛盾した考えや欲望があり、どれを選ぶかの際に葛藤が生じますが、それを乗り越え取捨選択する力が「葛藤処理能力」です。それが「自立能力」つまりは「生きる能力」で、様々な体験と学習を重ねることにより次第に形成されていくものです。

これまでの日本の教育は、自立能力の形成という点にほとんど留意してきませんでした。知識の獲得に基づく学力だけを重視する教育環境で育てられた子どもは、自立能力が育っていない傾向が強くなります。「大人たちは何でも自分で考えさせ、判断をさせれば自然に『自立』出来るようになるものであると考えがちですが、そんなに単純なものではありません。小さい子どもというのは、初めて直面する出来事はどんなことであれ、とまどいや不安を感じます……。そうした質問や疑問、不安の一つ一つにきちんと答えながら、解消してあげることが、大人には求められています。そうでないと子どもたちはずっと不安を抱えながら生活をしていくことになります」（高塚氏）。

子どもたちは、疑問を解くあるいは判断をする判断基準を求めています。ところが最近の親や教師の中には、そういう疑問の一つ一つに答えるのはよくない、と考える者が少ないのです。答えると子どもの依存性を高めてしまうと思うらしく、返す言葉はいつも「自分で考えなさい」「自分でよいと思ったらそれで良い」となり、知識優先の教育環境を重視する人ほど、その傾向が強くなります。

判断基準を与えられぬまま判断をしなければならない子どもは、漫画やアニメーションの主人公に自分をなぞらえたりします。小学生のときはそれでいいかもしれませんが、中学になると事情は変わり、自分で判断し決めたことが、後から大きな責任となって降りかかってくることに気づきます。それが新たな不安となり子どもを襲いますが、幼い頃から心の中に抱いた不安を、信頼できる大人に解消してもらった体験がないため、新たな誰かに相談もできません。「そうすることは主体性のないことだから良くない、という否定の感覚のみが強く刷り込まれているのです」(同)。

悶々とするうちに、一つの対応策が浮かんできます。それは自己決定をしなければならない場面から意識的に遠ざかることであり、「ひきこもり」の始まりです。高塚氏は、「ひきこもり」の多くは、自己決定・自己責任の世界からの回避願望がもたらす現象にほかならないと考えるに至ります。もちろん高塚氏は「いじめ」といった類の原因についても注意を払っていますが、それらについてはすでに多くの成書があります。むしろ、これまで多くの人たちが見逃していたことを見ようと心がけたのでした。

その結果たどりついたのが、自立社会に呻き声をあげている子どもたちの存在でした。見落とされていたのは、現代社会において自立することがとても重要なことであり、そのこと自体に問題などあるわけはないと認識されていて、それを実現させることに疑う余地がないと思われているからです。そして知的に物事を考えようとする人ほど、そんな自明なことを問題にするような発想はしないのです。

この観察から浮かび上がってくるのは、「ひきこもり」の背景として、日本の大人たちが、生存戦略的な価値転換をしてしまっていることです。つまり「つながりの自己」から「アトム的自己」へ移るのは、疑いもなく正しいことである、とナイーヴに信じこんでいることとです。

高塚氏はある審議会の席上で「今、私達カウンセラーのもとに通ってくる子どもたちの保護者の職業は、教師・医者・看護保健等の従事者・弁護士・マスコミ関係者・大学教員・研究者など、いわゆる知的職業に従事している人が少なくない」と発言し、多くの反論を受けたのですが、皮肉なことに、これらの職業には審議会の構成メンバーの職業が網羅されていました。しかし、カウンセラーとして「今日の社会で、知的職業に従事する人たちが考えたり行動したりしやすい生き様の中に、『ひきこもり』を生じさせやすい鍵が潜んでいるという感触を持ったのです」と主張します。その鍵が、「親の自立強迫的な子育てと、その影響下に置かれた子どもの、自立することへのこだわり」なのは、容易に見て取れます。

「ひきこもり」の親たちにとって、原因がどこにあるのか感知するのが至難の業であることも確かです。特に子どもをないがしろにしたとは思わないし、追い詰めたとも思っていないでしょう。むしろ子どものために自分がしているのは社会において当然なことばかりで、子供の教育には熱心だと思っていたかもしれません。自立を促す教育は、民主主義の社会で普遍的に正しいと信じこんで疑わないのですから、無理もありません。

結局、高塚氏の所論は、自己判断、自己決定を子どもにさせるのは必要である、しかしそのためには、判断基準がどこにあるのかを教え込む作業が、前もって、または同時進行的になければならない、ということのようです。

他者とつながるか、あるいはアトム的であるかという深層意識的感覚は、もっとも基本的な生存戦略の方向性です。子どもが生存に関わる大きな方向転換をするためには、大人は氏の指摘するような教育的配慮を行う必要があるのです。

最終章　日本人の「私」

つながりの心性

「つながりの自己」はアジア、アフリカ、南米など世界の大部分で見出されますが、日本人には、伝統的に強い「つながりの自己」的感覚があるのです。

日本という風土・文化で「つながりの自己」的心性がどう形成されてきたか。結論からいいますと、その形成要因として稲作を行う共同体意識の保持と、完全な閉鎖系で巧みに循環型文明を展開させてきたことがあります。そして「ひきこもり」は、こうした日本的心性の典型でもあるようです。

優しい、真面目、おとなしい、几帳面、正直、素直、内気、神経質など「ひきこもり」の性格的特徴は、国際社会で日本人から普通に受ける印象とも一致します。カウンセラーたちが見るように、彼らは日本人の代表的性格特性を持つにもかかわらず、繊細過ぎて、今の社会につながるのが難しいのです。彼らに共通する性格は、「つながりの自己」の性格特徴でもあり、伝統的日本社会では肯定的に受け入れられてきたものです。見方を変えると、伝統社会に適応して生きてきた、つまり、うまく社会とつながってきた結果、そういう特徴を獲得していると言えます。ただ、その倫理意識が現在の社会のエトスとずれてきており、それが生き辛《づら》さの一因にもなっているのではないでしょうか。

高塚雄介氏は、「ひきこもり」を自立に失敗した場合の自己防御的反応として捉え、わたしも基本的に賛成しますが、「ひきこもり」には、他者とつながろうという深層意識レベルでのダイナミズム（あるいは希求）が、特に強く働いているようであり、それが妨げられると本人は周囲が驚くほどの怒りや苛立ち、悲しみなどの情動を経験します。この経験については、上山和樹氏の「ひきこもりは『正義の芽』」という興味深い考察があります。

ある家族が、ひきこもりの本人と一緒に、久しぶりのドライヴに出かけたそうです。信号待ちをしていたら、目の前でひどい人身事故が起きた。すぐそばに人が倒れて、血を流しているわけです。ところが、信号が青になった瞬間、まわりの車はいっせいにさっさと行ってしまって、誰も車を降りて助けようとしない。それを見てひきこもりの本人が、「なんていうことだ!」と、拳を叩きつけ、涙を流してくやしがったとか……。

これは他の当事者たちにも感じることなんですが、一人一人が、いわば「弱すぎて負けてしまった正義」のような気がするのです。一人一人が、ふつう世間では見向きもされないような「正義感」を持っていて、それで苦しんでいる。交通事故だったり、環境問題だったり、教育問題だったり……。そういう「正義感」を抱えてしまうと、ふつう、周囲の生活環境では生きづらくなりますよね(註①)。

此処に現れているのは、倫理意識が傷つけられたときに生じる怒りの感情であり、それは「つながりの倫理意識」であることは明白です。

他者を助けたい、他者も「ともがら」、他者のために何かするのは当然なのに、なぜ人はそれをしないのか。「弱すぎて負けてしまった正義」とは絶妙な表現であり、この他者志向の倫理意識は「つながりの自己」の特徴でもあります。「アトム的自己」は「個人志向的」であって、まずは自己の自由がほしい、その見返りとして他者の自由・

権利を侵さない、という方向に働くので、このような情動反応は起こりません（註②）。
ある法律関連の国際学会で、川に落ちて溺れかけている人を見たらどうするか、という話が出たとき、アジアからの参加者たちは、直ちに助けると言いましたが、アメリカからの参加者は、溺れている人が助かりたいとはっきり意思表示をしたときにのみ救助する、というのでした。つながりより、自立性を尊重するからです（註③）。

そもそも、倫理意識とは何でしょうか。ふつう何々「である」という事象については、怒りなどの情動的反応は起こりません。たとえばイラクの首都はバグダッドである、という情報に対してはなんの感慨も生じませんが、「べきである」という事柄については情動が生じます。食料が乏しい状況で、ある集団内で公平に「分配されるべき」食料を、誰かが独り占めにしているのを空腹な人々が見つけたら、そこには強い怒りが生じるでしょう。これは公平という「正義」が侵されたからです。

なぜ公平さが必要かといえば、平等分配によって集団が集団として生き延びる確率が最大になる、という共通認識があるからで、西パプアの狩猟採集民族では、現在もそのような倫理意識に基づく食習慣が観察されています（註④）。「公平」は、その集団と構成要員にとって守るべき生存戦略指針であり、それが内面化されて倫理意識になります。

つまり倫理意識は、その根本において「生存戦略意識」です。心の深層で「生きるためにはかく為すべきである」という方向付けがなされているからこそ、交通事故の犠牲者を助けよう、「つながろう」という倫理意識が発動され、それが踏みにじられたと感じた「ひきこもり」は、悲憤慷慨せざるをえなかったのでした。

班田収授の精神

日本人には、いつ頃から「つながりの倫理意識」があり、「つながりの自己」があったのでしょうか。わが国の歴史を通覧してみると、中世から戦国時代を除いて、「つながりの自己」を形成する文化的社会的エトスがきわめて明白であることに感銘を受けます。日本人の「つながりの自己」観と、その倫理意識、生存戦略意識が伝えられてきた歴史的背景について考えてみます。

古代日本の倫理意識の特徴は、平等主義的傾向が強かったことです。たとえばそれは、奴婢《ぬひ》つまり「奴隷」と見なされる人たちが少ないことに表れています。日本では、征服された異民族を奴隷化することがなく、被征服民族は同胞になりました。奴婢の人口は一～一〇パーセントとばらつきますが、大体数パーセントと推定されています（註⑤）。

奴隷労働は、経済を実質的に支えるものではなかったのです。これに比べてエーゲ海に進出した古代ギリシャ人たちは、異民族を征服、奴隷化し、奴隷労働による経済的基盤のうえに文明を作りました。アテネの最盛期、その人口は三〇〜五〇万と推定されていますが、そのうち市民、つまり投票権のある成人男子はわずか二・五〜三・五万人であったと考えられています（註⑥）。

「アトム的自己」であるアテネ市民の民主制度は、膨大な数の奴隷労働によって支えられていました。それはローマ帝国においても同様で、ジュリアス・シーザーの時代、奴隷は人口のじつに四割を占めていたのです（註⑦）。

古代日本の倫理意識は、古代地中海文明に比べると極めて平等主義的です。奴隷労働の伝統は、西洋にはずっと後代まで残っていました。日本では一〇世紀の延喜格に「奴婢解放令」が出されていますが、アメリカ合衆国の「奴隷解放令」は、一九世紀も後半になってからでした。

生産手段の分有においても、平等主義が表れています。大化の改新後、律令制度の公地公民の原則に基づく班田収授法は唐の制度の模倣でしょうが、唐が税を払える能力のある者に比較的広い田を支給したのと違い、日本では租税を払う能力のいかんに関わらず、六歳以上の男女に無差別に小額の田を給付しているのが特徴です。和辻哲郎によれば、「日本の国家は、人民の生活を保障するために、生活に必要な程度の生産手段を均等に分配しようとしたのであって、収税を第一の眼目とはしていないからである」(註⑧)。和辻の言うとおり、班田収授の精神は、人民の生活を平等に保証し、「量的平等の正義」をねらっています。

しかし、この理想主義的政策も最後には崩壊します。人間には働き者も怠け者も居り、そもそも人間は不平等にできています。またたとえ同一線上から出発しても、古代の不安定な生産力では、気候や地域の条件により差がついてきます。働く者が報われないような制度は、歴史的に長く維持させることはできません。時とともに実質的な私有地が増えてゆき、平等思想から発した律令制度は破綻しました。

江戸の循環型社会

中世から戦国にかけて戦乱と飢饉が慢性的にあった時代、しばらくのあいだ、日本人の生存戦略はつながりを強化する方向と、自力で利己的に生きていく方向が同時に発動されたように見えますが、それについては触れません。

天下統一後、鎖国を行った日本には、完全な閉鎖系でどのようにして文明を持続させるか、という課題が残されました。ジャレッド・ダイアモンドはイースター島の環境破産、グリーンランド植民の失敗、ルワンダの人口爆発、マヤ文明の崩壊などの事例を検討し、閉鎖系環境が崩壊に至る主要因をいくつか指摘していますが、長期の内紛と戦乱、森林伐採と土壌荒廃、極端な経済格差、過剰人口などに加えて、長期の環境対策を立て実行する能力のなさを挙げています（註⑨）。幸い、江戸時代の日本には、これらの環境崩壊要因の増大を抑止する政治・社会的さらに倫理意識的条件がありました。

閉鎖系環境維持の例として森林保護を挙げると、戦国から江戸初期にかけて、伐採と土地開発による森林破壊がはなはだしかったといわれます。森林事業は、数十年単位の計画を必要とし、戦乱が続く時代には成り立ちません。

天下が統一されると、焼き払われた都市の再建、大規模建造物の造営、築城が一方では進み、莫大な量の木材が必要でした。また江戸初期には食糧生産のための土地開発が進み、これも森林地の減少を促進させました。一七世紀半ばの明暦の大火は、木材資源の払底を印象付けたでしょう。幕府は一六六六年「諸国山川掟」を出して開発を禁止しましたが、その際の森林管理は徹底したもので、森の樹木を一本一本同定し、良木か不良木か、何年後に利用すべきかなどすべて記録し、盗伐には「木一本、首一つ」といわれるほどの厳しさで臨んだといいます。

掟そのものも厳しいですが、それを几帳面に、まじめに守る性格を民衆が持っていなければ、法の執行は効果的ではありません。「几帳面」「素直」「まじめ」などの「ひきこもり」が持つ性格特性は、このような状況で有利です（現在、伐採が禁じられているアマゾンの熱帯樹林では、一年間に四国分ほどの面積が盗伐で消失しています）。また管理に当たる森林奉行職は世襲され、世代を超えた森林保護が幕末まで続けられました。ここには、明らかに子々孫々という後代へのつながりが意識され、このような努力の結果、森は再生し、都市の周辺には燃料とする人工林も整備された自給自足の循環型社会が維持されていたのです。

資源の循環という視点からいうと、狭い閉鎖系の食糧生産には生産性の向上と、さらに徹底した資源の再利用が必要です。米生産にはリンやチッソの成分が制限因子になりますが、江戸時代には人間や動物の屎尿《しにょう》、落ち葉などが肥料として活用されていたことはよく知られています。江戸という大都市で生産される下肥《しもごえ》（人間の排泄物）は、近郊農村のもっとも重要な肥料であり、化学肥料換算で年に五万トンに上ったといいます。

石川英輔氏によれば「農作物のメーカーは肥料の消費者で、農作物の消費者は同時に肥料のメーカーという、現在ではちょっと考えにくいような関係だったが、消費がすなわち生産で、生産がすなわち消費という持ちつ持たれつの関係にあり、見事なリサイクルの環ができ上がっていた」(註⑩)。下肥はそれなりの価格で農家により引き取られていました。つまりきわめて効率よい生産が行われており、その効率とは、完全な閉鎖系で、当時の技術水準が許すかぎりの資源再利用率についての観念です。この生産者―消費者―生産者の循環にも、勤勉、正直、まじめといった性格的要素が働いています。

強権と個人的自由

閉鎖系社会が長期に存続するために重要な条件は、社会の構成要員の多くが満足して生活することです。幕末に日本を訪れた欧米人は、「民衆が生活にすっかり満足しているという事実」に驚嘆しました。渡辺京二氏は名著『逝きし世の面影』で、江戸時代後半から明治初期に日本を訪れた欧米人による膨大な報告・見聞記・日記・考察を分析しています。そこに見出された事実は、彼らが日本では専制政治が行われ個人の自由が一切存在しないと教えられていたにもかかわらず、日本人大衆は幸福であり礼節と親切がゆきわたっていることでした。

この一見矛盾する現象は、江戸時代にはわれわれの理解する「近代市民」としての自由（たとえば国政において投票する権利と自由）がなかったにもかかわらず、「村や共同体の一員であることによって、あるいは身分ないし職業による社会的共同体に所属することによって得られる自由」があったからだと説明されています。つまり幕藩権力は年貢の徴収や、一揆の禁止や、キリシタンの禁圧といった国政レベルの領域では強権を振るったが、民衆の日常生活の領域にはできるだけ立ち入りを避けていました。

武士は城下に集められていたため、農村部では実際には百姓による自治が営まれていました（註⑪）。幕末、長崎海軍伝習所の教育隊長カッテンディーケは、「日本の下層階級は（中略）むしろ世界の何《いず》れの国のものよりも大きな個人的自由を享有している。そして彼等の権利は驚くばかり尊重せられている」と報告しています（註⑫）。

心と私心

完全な閉鎖系で、化石燃料に頼らずもっぱら太陽エネルギーを利用する循環型社会では、その生産量は限られます。環境収容能力の枠ぎりぎりまで増えた人口が平和な生活を維持するには、当然、社会の構成要員が守るべき「心得」が必要です。それは「倫理」と言ってもいいでしょう。

日本の倫理意識には、古代から江戸時代に至るまで、日本が天皇を頭に頂く共同体であるという認識が基底にあったように見えます。それは外国に対するときに出てくる「神国、神州」という言葉や、江戸時代の始めから終わりまで続いた封建領主が百姓や領地を「公儀のもの」つまり公のものであって私有できない、と認識していた例からも窺えます（この場合の公は天皇を意味します）。したがって共同体の構成要員は江戸時代、士農工商という役割分担の違いはあるものの、その一員としては平等だという意識がありました。保坂智氏の『百姓一揆とその作法』から引用します。

百姓の中に形成された人間平等の主張を最も体系的に記述したのが、一八二一年（文政四）に起こった上野国前橋藩の百姓一揆にからんで逮捕された林八右衛門の「勧農教訓録」である。彼はその著の冒頭で、「然レバ上御一人ヨリ下万民ニ至ルマデ、人ハ人ニシテ人ト云ウ字ニハ別ハナカルベシ」と明確に言い切っている。その根拠は「士農工商夫々ノ家業アレバ、其の業ヲ大切ニ守ルベシ」という点にあった。あたかも人間の体が目・口・耳などの部分によって構成され、それが集まって人間になっているのであり、それぞれの器官にはそれぞれの役目があり、どれかが大事でどれかはいらないものではないというのと同じであるというのである（註⑬）。

人は同じであるが、それぞれ別の機能を持ちながらも、つながり一体を為すという基本認識に加え、神仏儒の融合した思想と倫理が、当時としてはおそらく世界最高の識字率と就学率にも助けられ、庶民によっても理解され広く受け入れられていました。

結局、江戸時代の倫理は一口で言うと「つながりの倫理」あるいは「つながりの自己」的倫理でした。具体的には、天皇を頭に頂く共同体の一員として祖先を崇拝し、親を敬い、主君に忠であり、和を尊び、士農工商のそれぞれの社会的役割を誠実に果たし、子々孫々の繁栄を願うものでした。しかも限られた資源しか利用できない状況では、「勤勉、節約、正直」という生活態度をもって人とつながることが説かれました（註⑭）。

「心学」を創始した石田梅岩は、江戸時代を代表する実践倫理的思想家でしたが、彼がもっとも強調したのは本来の「心」を知ることでした。本来の心とは、私心つまり利己的な心とは違い、天地万物つまり宇宙と一体化した心であって、言葉で論理的に知ることはできないが、坐禅のような瞑想を通じて悟ることができるものです。彼にとっての自由とは、物欲我欲から解放された精神の自由でした。

利己的「私心」を除く必要は、江戸期の他の思想家たちも多かれ少なかれ説いているところですが、閉鎖系の貧しい社会が存続するためには、基本的に重要な生存戦略的（倫理的）努力であると考えられます。こういう文化的雰囲気においては、「つながりの自己」が形成されるのは、当然と言えましょう。

「自己卑下」と先祖の智恵

J・ダイアモンドがまとめた閉鎖系社会の崩壊要因から、逆に存続条件を抽出してみると、①平和である、②環境とくに森林が保たれている、③極端な経済格差がない、④世代を超えた環境政策を実施する、⑤人口過剰を防ぐ、⑥異常気象が続かない、となります。最後の異常気象を別にして、江戸時代の日本は、他の全ての条件を満たす生存状況を作り出していました。幕末に訪日した欧米人が驚いたように、庶民は貧しくとも幸せで礼節に富んでいたのです。

幸せだった理由の一つは、彼らには祖先、子々孫々、自然、共同体などが構成する世界とつながっているという（深層心理的）感覚があったことです。認知能力が低下した人や「ひきこもり」の不幸には、この基礎感覚の不在が寄与しています。つながるという感覚は、その対象が自己にとって信頼できる善き存在だという了解があってこそ成立します。この感覚は、一面では楽天的で「あなた任せ」な状態ともいえましょう。キャッキャッと無心に笑い遊んでいる子どもに、その一つの典型を見ます。

しかし、つながろうという心理的ダイナミズムを無条件に容認することは危険です。つながりを重視するあまりに、つながろうとする対象に対して無批判になり、自分が保持してきたものの価値まで忘れがちになるからです。これは「自己卑下」傾向として「つながりの自己」に広く認められるものですが、その極端な例を紹介します。

エルウィン・ベルツは明治九（一八七六）年から二六年間、東大医学部のお抱え教師でしたが、日本びいきでその文化を尊重し、西洋の文化をそのまま植えつけるのに慎重でした。しかし、彼が会った日本のエリートたちの態度にびっくりしています。

ところが――なんと不思議なことには――現代の日本人は自分自身の過去について

は、もう何も知りたくはないのです。それどころか、教養ある人たちはそれを恥じてさえいます。「いや、何もかもすっかり野蛮なものでした〔言葉そのまま！〕」と私に言明したものがあるかと思うと、またあるものは、私が日本の歴史について質問したとき、きっぱりと「われわれには歴史はありません、われわれの歴史はいまからやっと始まるのです」と断言しました。なかには、そんな質問に戸惑いの苦笑をうかべていましたが、私が本心から興味を持っていることに気がついて、ようやく態度を改めるものもありました（註⑮）。

残念ながら現在でも、明治のエリートたちの亜流と末裔が日本には満ちています。「つながりの自己」も「つながりの倫理意識」も、江戸時代という完全な閉鎖系社会での生存を通じて、完成させられました。もし江戸時代の日本が、完全な閉鎖系におけるすぐれた「適応」を実証し代表するものならば、「封建的」と戦後なんの価値もないかのごとく棄てられてしまったわれわれの先祖たちの思想や生存戦略に込められた知恵を、学びなおす必要がありましょう。

現在、日本社会で多くの者が当然のごとく受け入れている人間観は、アメリカという開放系の世界で創られたもので、各個人はプライバシーなどの権利をもつ独立した思考・判断・行為主体である、といいます。しかしそこには、「つながり」の視点が欠落していることが指摘されるべきでしょう。それは現在の人間のみに焦点を合わせた観方であり、先祖はもとより後代へはつながらないのです。

江戸時代の森林環境は子々孫々へ伝えるものとして大切に管理され、生きているものの利己的願望をも制御してきました。「痴呆老人」は、忠孝の倫理と祖霊信仰により大切に介護されていました。なぜなら当時の人は、「痴呆老人」を「神の自由な世界に一歩近づいたものと思惟し、祖霊に対するがごとくに接したのである」（註⑯）。

しかし何はともあれ、地球という完全な閉鎖系世界を支配する「人間は無限に欲望を追求し競争する自由と権利を持つ」という生存戦略と倫理意識を見直すべきでありましょう。なぜならそれは、完全な「開放系」において初めて有効な戦略だからです。さらにそれと整合する人間観も再検討されねばなりません。

人間は無数のつながりによって生かされているに過ぎません。閉鎖系の環境・生態系は、ヒトに恣意的権利意識を持つことを許さないのです。

【参考文献・註記】

第一章

①Shenk, D., The Forgetting : understanding alzheimer's : a biography of a disease, Harper Collins Publishers, 2003

②Kaplan, H. I., Sadock, B. J., Synopsis of Psychiatry, 8th Ed., 617-623, Lippincott, Williams & Wilkins, 1998

③Peterson, R. C. ed., Mild Cognitive Impairment : aging to alzheimer's disease, 1-14, Oxford University Press, 2003

④Ohi, G. et al., Psychotic manifestations in the bed-fast elderly, J Human Ergol, 1989 ; 18 : 237-240

第二章

①深山智代他「知力の低下した老人における異常精神症状発現の要因」日本公衆衛生雑誌、1985 : 32 : 325-332

②真喜屋浩「沖縄の一農村における老人の精神疾患に関する疫学的研究」慶応医学、1978 ; 55 : 503-512

③東京都「昭和48年度老人生活実態および健康に関する報告書」東京都民生局総務部企画課、一九七五

④東京都「昭和55年度東京都における在宅ぼけ老人の社会精神医学的実態」東京都老人総合研究所精神医学研究室、一九八一

⑤Lyketsos, C. & Olin, J., Depression in Alzheimer's Disease : overview and treatment, Biol Psychiatry, 2002 ; 52 : 243-252

⑥室伏君士『老年期の精神科臨床』金剛出版、一九八四

⑦室伏君士編『痴呆老人の理解とケア』金剛出版、一九八五

⑧美川漾子『おかあさま、大丈夫よ——命の紅葉のとき』文芸社、二〇〇五

⑨Monteleoni, C., Clark, E., BMJ, 2004 ; 329 : 491-494

⑩Mitchell, S. et al., Arch Intern Med, 2004 ; 164 : 321-326

⑪フリーダン・B『老いの泉』下二〇一頁、山本博子・寺沢恵美子訳、西村書店、一九九五

⑫同書二〇〇頁

第三章

①河合雅雄「なわばりも順位もないゲラダヒヒ」立花隆『サル学の現在』平凡社、一九九一

②Briggs, J.L., Never in Anger : Portrait of an Eskimo Family, Cambridge, MA, Harvard Univ. Press,

1970
③北山忍「自己と感情―文化心理学による問いかけ」認知科学モノグラフ9、共立出版株式会社、1998
④Herbert, R., Bush has no idea to end his quagmire. International Herald Tribune, 2004 ; Sept. 11-12
⑤やまだようこ『ことばの前のことば』五八-六二頁、新曜社、一九八七
⑥認知能力が落ちるにつれ、記憶はあいまいになり、事件や人名を混同する傾向が顕著になる。たとえば別の方の場合、第二次大戦中シンガポールに報道員として徴用された話と、ベトナム戦争中にアメリカ軍の脱走兵を北海道経由でソ連に逃げさせた話が一緒になったり、死んだ人がまだ生きているような話し振りになったりする。したがって筋道の立ったストーリーを再現するのは困難だが、それでも個人史的事実を収集しておくと、その人の世界が模糊として浮かび上がってくることがある。

第四章

①ユクスキュル・J・V、クリサート・G『生物から見た世界』日高敏高・野田保之訳、新思索社、一九九五
②山鳥重『神経心理学入門』四三-四六頁、医学書院、一九八五。注意障害は注意機能の選択性、持続性、転導性、多方向性、感度の五種に障害が生じたことによる思考と行為の首尾一貫性の喪失であるとされる。
③同書四三頁、「錯乱状態」は能動的な行動異常、興奮状態の感じが含まれており、山鳥氏によれば「語感からしてやや強い」という。
④阿保順子『痴呆老人が創造する世界』岩波書店、二〇〇四。本書は一般向けで、研究者には以下の原著論文などにあたられることを勧める。阿保順子「痴呆老人のコミュニケーションにおける三つのレベル―痴呆老人の生活世界への理解に向けて」看護研究、医学書院、1993 ; 26(6)
⑤岡野守也『唯識の心理学』青土社、一九九〇。唯識のエッセンスともいうべき「唯識三十頌」を解説しており、初学者には特にハンディである。
⑥Goldberg, C., Techniques to manage the mind, IHT, 2005 ; Nov. 24 但しポスナーのコメントについてはPosner, M. I., Attention : the mechanism of consciousness, Proc Natl Acad Sci USA, 1994 ; 91 : 7398-7403
⑦河本英夫『オートポイエーシス――第三世代システ

ム』一六〇頁、青土社、一九九五
⑧同書での引用、一六一頁
⑨石井毅「仮想現実症候群」老年精神医学雑誌、2003；14：347-353　阿保氏の観察した痴呆老人の世界仮構は、石井氏により「仮想現実症候群」と呼ぶことが提案されている。実際老人たちの意識そのものは「清明」であって、人、時、場所や物の見当がまとはずれである以外は混乱した状態には見えない。とすれば注意障害（confusional state）と呼ぶより、「仮想現実症候群」の方が彼らの状態をより適切に表現している。
⑩Pfaff, W., American Policymakers awash in fantasy, IHT, 2002；Oct. 17
⑪Fitchett, J., Tony Blair builds his stature on the shifting sands of Iraq, IHT, 2003；Jan. 24

第五章

①心理学では「私」は、「自我」「自己」などと呼ばれているが、その呼び方は、多分に恣意的とも思われる。たとえば平凡社の心理学事典では「subjective self」は主体的自我、「objective self」は客体的自己などと訳されている。したがって本論でも、自己、自我とも意識を含む心的経験の主体と一応考えておくこととする。
②ジェームズ・W『心理学』上、第一二章「自我」、今田寛訳、岩波文庫、一九九二
③繰り返すが、これらは「私」が分かれて存在しているというのではなく、注意して自分の意識を観察するならば、「私」には「I」的なはたらきと「me」的なはたらきが認められるというだけの話である。「私」という現象の説明概念にすぎないが、この区別をすると頷けることは多い。
④ジェームス的自我観とは、「環境問題をどう考えるか」（『サングラハ』76号）で「相互独立的自己観」あるいは筆者が「アトム的自己観」とよんだもの。ジェームスの分析による自我観をとりあげた一つの理由は、わが国でも、相互独立的自己観を持つ人が増えているように見えるからである。
⑤ジェームスは自我の変化に関して述べており、それは(a)記憶の変化と(b)現在の身体的および精神的自我の変化、についてである。(b)においては「転換的自我」を論じているものの、それは記憶を失ったり催眠により誘導されたりした人格の例であって、終末期の自己認識の転換は含まれていない。
⑥Kagawa-Singer, M., Redefining Health：living

with cancer, Soc Sci Med, 1994：39：983-990
⑦認知能力の低下した人には夜間せん妄、妄想などの周辺症状が発現することが多いが、その発現の底には不安あるいは類似の情動があると考えられる。その根拠として今まで以下の知見を示してきた。(i)「純粋痴呆」では老人は介護者との関係が良いという臨床観察があること。(ii)主要介護者との人間関係がわるい場合には、良い場合に比べ、知力低下のどの段階においても約三倍発現頻度が高いこと。(iii)東京都杉並区の調査で中程度から重度の知力低下があっても「正常老人」と思われている場合、つまり生活に適応していると思われる例が一割近くいたこと。(iv)沖縄県佐敷村の六五歳以上の老人七〇八名の悉皆調査で痴呆老人は四パーセントおり、東京などと同じ有病率であったが、周辺症状を現す者はいなかったこと。東京の在宅痴呆老人の二割に夜間せん妄、五割に周辺症状があった。
⑧久保田美法「痴呆老人から受けとるもの」心理臨床学研究、2005：23：44-53
⑨同文献での引用、四六頁。原文献は、岸本寛史「癌患者の『意識』と『異界』」、河合隼雄編『講座心理療法・第四巻――心理療法と身体』一九-六五頁、岩波書店、二〇〇〇

第六章

①中井久夫、山口直彦「二重人格はなぜありにくいか」『分裂病の精神病理15』八一-九六頁、東京大学出版会、一九八六
②沼尾嘉信「多重人格――日本社会への警鐘としての」宇都宮市保健所での講演録、二〇〇一
③江口重幸「多重人格の文化的背景――Janetの多重人格と外傷性記憶理論を再読する」精神治療学、1997：12：1137-1145
④Ross, C. A. et al., Case Histories in 102 Cases of Multiple Personality Disorder, Can J Psychiatry, 1997：36：97-101
⑤岩田恭子「児童虐待」『臨床精神医学講座11――児童青年期精神障害』中山書店、一九九八
⑥岩田恭子「児童虐待と親子のケア」『こころの科学66――母子臨床』日本評論社、一九九六
⑦Putnam, F.W., Diagnosis and Treatment of Multiple Personality Disorder, The Guilford Press, 1989
⑧清水哲郎「人格の成立と多重性―言語ゲーム論の視点から」イマーゴ、1993：4：89-97

⑨鹿取廣人『ことばの発達と認知の心理学』五四-五六頁、東京大学出版会、二〇〇三
⑩室伏君士編『痴呆老人の理解とケア』七〇-七一頁、金剛出版、一九八五
⑪大井玄『痴呆の哲学』一五七-一五八頁、弘文堂、二〇〇四
⑫ジェイムズ・W『宗教的経験の諸相』下、一九四-五頁、桝田啓三郎訳、岩波文庫、一九七〇
⑬Wolf, P.H., The Development of Behavioral States and the Expression of Emotions in Early Infancy, 19-98, The University of Chicago Press, 1987
⑭Putnam, F.W., Diagnosis and Treatment of Multiple Personality Disorder, 51-53, The Guilford Press, 1989

第七章

①Kagawa-Singer, M., Redefining Health：living with cancer, Soc Sci Med, 1994；39：983-990
②真喜屋浩「沖縄の一農村における老人の精神疾患に関する疫学的研究」慶応医学、1978；55：503-512
③Shenk, D., The Forgetting：understanding alzheimer's；a biography of a disease, Harper Collins Publishers, 2003
④Fox, P., From Senility to Alzheimer's Disease：The Rise of the Alzheimer's Disease Movement, Milbank Quarterly, 1989；67：Issue 1
⑤斎藤環『ひきこもり文化論』一〇二頁、紀伊國屋書店、二〇〇三
⑥高塚雄介『ひきこもる心理とじこもる理由』三二頁、学陽書房、二〇〇二
⑦田中千穂子『ひきこもりの家族関係』一四頁、講談社＋α新書、二〇〇三
⑧伊藤順一郎編　厚生労働科学研究事業「社会的引きこもり等への介入を行う際の地域保健活動のあり方についての研究」二〇〇三
⑨五十田猛『ひきこもり当事者と家族の出口』七一頁、子どもの未来社・寺子屋新書、二〇〇六
⑩田中千穂子　前掲書一五頁
⑪上山和樹『「ひきこもり」だった僕から』一三〇頁、講談社、二〇〇一
⑫同書一四五頁
⑬同書八四頁
⑭同前

⑮Markus, H. R, Kitayama, S, Psychological Review, 1991 ; 98 : 224-253
⑯Morris, M. W., Peng, K., J Personality Soc Psychology, 1994 ; 67 : 949-971
⑰北山忍「文化的自己観と心理的プロセス」社会心理学研究、1994 : 10 : 153-167
⑱ナンシー・ウッド『今日は死ぬのにもってこいの日』三九頁、めるくまーる、一九九六
⑲岡田尊司『脳内汚染』文藝春秋、二〇〇六
⑳高塚雄介　前掲書一九三頁

最終章

①上山和樹　前掲書一四八頁
②北山忍　前掲書
③山田卓生　私信
④ザビーネ・キューグラー『ジャングルの子――幻のファユ族と育った日々』早川書房、二〇〇六
⑤神野清一『律令国家と賤民』一八五‐一九五頁、吉川弘文館、一九八六
⑥たとえば、ジョン・ロールズ『ロールズ哲学史講義』上巻二九頁での引用。みすず書房、二〇〇五
⑦Brunt, P.A., Italian Manpower : 225BC-AD14, 121-130, Oxford London, 1971
⑧和辻哲郎『日本倫理思想史』上巻一三四‐一三五頁、岩波書店、一九五二
⑨Diamond, J., Collapse : how societies choose to fail or succeed, Penguin, 2005
⑩石川英輔『大江戸リサイクル事情』一五四頁、講談社、一九九四
⑪佐藤常雄・大石慎三郎『貧農史観を見直す』九二頁、講談社、一九九五
⑫渡辺京二『逝きし世の面影』二六四頁、平凡社、二〇〇五
⑬保坂智『百姓一揆とその作法』一九三頁、吉川弘文館、二〇〇二
⑭石田梅岩『都鄙問答』『斉家論』岩波書店など。
⑮エルウィン・ベルツ『ベルツの日記』上巻四七頁、岩波文庫、一九七九
⑯新村拓『痴呆老人の歴史』一五頁、法政大学出版局、二〇〇二

おわりに

本書は、ものを憶える力の衰えとともに、自分と世界とが隔たっていく感覚を不思議に思いながら書きました。

もちろん、そこにはそれなりの悲哀はあるのですが、生活自体に追われていた青・壮年時代には振り向けなかった事柄に目が行くようになり、そこに好奇心をかき立ててくれることごとを見出しました。つくづく「ありがたい」ことだと思います。煩悩具足の凡人であっても、長生きさせて頂いた恵みを感じざるを得ません。

最初は記憶などの認知能力の衰えた人たち（わたしを含めて）の視点から考えようとしました。しかしそのうちに、若くても世界とつながることができず煩悶している人たちの姿が見えてきて、「世とつながる」という働きの奥行きを思い知らされました。それは表層意識というよりは、深層意識で起こっている力動であるように見えます。

「ひきこもり」は日本の文化や経済状況に密接に関連した現象ですが、日本的な「つながりの生存戦略」を、無反省に変更しつつある風潮に伴う悲劇であるようにも見えました。ここではまだこの問題の端緒についたばかりです。きちんとした説明（作業仮説）を提出するには、今後解明の努力を続けるべきでしょう。

本書ができるまで、例によって、多くの方々のお世話になりました。まず、人生の終末期をわたしと共に歩んできた、そして歩みつつある人たち。東京都立松沢病院E52病棟でも、すずしろ診療所の「在宅でのみとり」プロジェクトにおいても、いつも生死の実際について教えていただきました。また病院と診療所の職員の方々。岡崎祐士松沢病院長と大井武正すずしろ診療所長。在宅でのみとりを一緒に進めている城所祐子さん、池神幸子さん等訪問医療・看護・介護チームの方たち。連載の場を頂いた『サングラハ』の岡野守也主幹と編集の三谷真介さん。資料を提供してくださったハートクリニック花神の沼尾嘉信所長。編集の妙を示していただいた新潮社の阿部正孝さん。草稿を読んでくれた高校時代からの友人小泉紀彦君、新田倶也君。最後に、原稿を入力し、最初の意見を述べてくれた妻の幸子。皆さまにここでお礼を申し上げます。

二〇〇七年一一月

大井　玄

大井 玄　1935(昭和10)年、京都府生まれ。東京大学医学部、ハーバード大学大学院卒。東大医学部教授を経て、国立環境研究所所長を務める。臨床医としての立場から、終末期医療全般に取り組む。

Ⓢ新潮新書

248

「痴呆老人《ちほうろうじん》」は何《なに》を見《み》ているか

著者　大井《おおい》 玄《げん》

2008年1月20日　発行
2010年1月20日　17刷

発行者　佐藤隆信
発行所　株式会社新潮社
〒162-8711　東京都新宿区矢来町71番地
編集部(03)3266-5430　読者係(03)3266-5111
http://www.shinchosha.co.jp

印刷所　株式会社光邦
製本所　株式会社植木製本所

ISBN978-4-10-610248-6 C0247